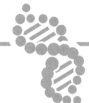

Head to Toe Science

科学
有意思

不可思议的人体

〔美〕吉姆·维斯 著　蔡和乒

U0222407

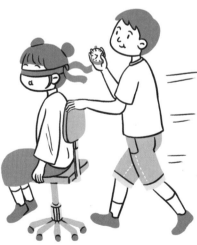

云南出版集团　晨光出版社

图书在版编目（CIP）数据

不可思议的人体/（美）吉姆·维斯著；蔡和兵译.
—昆明：晨光出版社，2020.3（2020.3重印）
（科学有意思）
ISBN 978-7-5414-9938-8

Ⅰ.①不… Ⅱ.①吉… ②蔡… Ⅲ.①人体－青少年
读物 Ⅳ.① R32-49

中国版本图书馆 CIP 数据核字（2018）第 259469 号

Head to Toe Science: Over 40 Eye-Popping, Spine-Tingling,
Heart-Pounding Activities That Teach Kids about the Human Body
ISBN:9780471332039
Copyright ©2000 by Jim Wiese
Illustrations ©2000 by Tina Cash-Walsh
Published by Jossey-Bass, A Wiley Imprint
All rights reserved. This translation published under license
Simplified Chinese translation license for Beijing Yutian Hanfeng Books Co., Ltd.
The illustration of Chinese version is original artwork
Copies of this book sold without a Wiley sticker on the cover are unauthorized and illegal

著作权合同登记号 图字: 23-2018-102 号

科学有意思
不可思议的人体

出 版 人 吉 彤

编 著	〔美〕吉姆·维斯		责任编辑	廖 慧 韩建凤
翻 译	蔡和兵		美术编辑	沈秋阳
绘 图	司 太		装帧设计	惠 伟
项目策划	禹田文化		内文设计	王 晓
项目编辑	张 玥			

出 版 云南出版集团 晨光出版社
地 址 昆明市环城西路609号新闻出版大楼
邮 编 650034
发行电话 （010）88356856 88356858
印 刷 北京鑫益晖印刷有限公司
经 销 各地新华书店
版 次 2020年3月第1版
印 次 2020年3月第2次印刷
I S B N 978-7-5414-9938-8
开 本 185mm×260mm 16开
印 张 8.5
字 数 130千字
定 价 29.80元

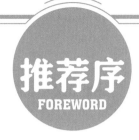

科学教育的好帮手

2017 年 2 月，教育部颁布了《小学科学课程标准》。从 2017 年 9 月开始，全国从小学一年级全面开设科学课，标志着小学科学课已经从实践探索阶段，进入了全面发展阶段。

然而，小学科学教育现在仍然面临着不少问题。首先是合格师资短缺。长期以来，只有少数几所师范院校设置了专门的科学教育专业。根据对我国中部地区某省科学教育的调查，发现不少科学教师缺少基本科学素养，而且科学教师队伍的专职化比率较低。大部分学校没有专职科学教师，科学教师专职化比例仅 33.7%，县级以下小学情况更差，科学教师专职化比例仅 16.1%，很多学校的科学教师由语文、数学、英语老师兼任，体育、美术老师上科学课的情况也十分普遍。作为一门核心课程，没有专职科学教师，科学课的课程质量堪忧。由于大部分科学教师缺少理工科学术背景，缺少科研训练，在教学中缺少相关资源包的支持，不知道如何开展课堂教学，教学效果不甚理想。

《科学有意思》这套书是由美国的科学老师和科普作家专门为孩子们写的，适合作为小学科学课课堂教学的参考素材。书中提出了孩子们最感兴趣的一些问题，例如：人类怎么知道地球是圆的？我们如何判断地球在运动？月亮为什么会有阴晴圆缺？《科学有意思》的特点在于告诉我们如何用最简单的材料，甚至是在家门口就可以获得的简易材料，分析问题，设计实验，进行验证，得到结果。在这个过程中，由于需要学生掌握的知识是经过观察和分析得到的，并且经过了实验验证，所以孩子们会记得特别深刻。当孩子们今后碰到类似问题时，也会采

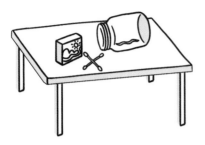

用类似的方法来动手验证。而这正是科学教育的最终目的。

我一直认为，青少年科学教育应该是中国科技创新的基础，应该由全国最优秀的科学家和教育专家共同参与。对科学教育而言，小学阶段的科学启蒙更是基础中的基础。因为科学主要是理性思维，通常是反直觉的，需要综合运用定义、观察、实验、验证、逻辑、推理、演绎等方法和手段。但是，这些方法需要从小启蒙，需要经过长期的反复训练，才能成为我们行动和思考的习惯，并在工作和学习中加以运用，从而潜移默化地改变孩子们对未来的职业规划，进而实现自己的理想，这也是青少年开展科技创新活动的意义和价值所在。

如果小时候没有经过科学启蒙，一旦等到成年之后，他（她）们就会缺少理性思维和逻辑思维的能力，就更容易相信那些披着科学外衣的伪科学。如果经过了科学启蒙，他（她）们碰到问题就会去查资料，去实验验证，去请教专家。所以，科学教育的目标，并不是为了让孩子记住大量知识点，而是体验知识的发现过程和问题的解决过程。这样的学习过程，全方位锻炼了孩子们在实验方案设计、实验材料收集、实验现象观察、实验结果分析等方面的科学探究能力。

中国要成为一个科技创新强国，既要有科学家和工程师这样的科技人才队伍，在野外、研发中心、实验室等场所进行研发；又需要有成果转化大军和科学普及大军，能够把科技创新成果与社会需求密切结合。此外，还需要有具备基本科学素养、崇尚科学的全体公民。只有全民崇尚科学，中国才能成为一个科技创新的大国和强国。

世界科技强国都十分重视中小学科学教育，在不少国家，科学课与语文课、数学课同等重要，都是主课。科学教育搞得好，既能吸引青少年学生将来投身科技、

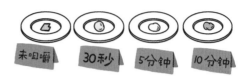

未咀嚼　　30秒　　5分钟　　10分钟

拥抱科技，成长为未来的科学家和工程师，同时也将显著提升公民科学素质，为建设创新型国家奠定社会基础。而在这方面，我们还有明显的短板。基础教育面临的最大问题，就是孩子们的动手能力太弱，创新思维欠缺。灌输式的应试教育，使孩子们看似掌握了大量知识点，但实际上却缺少了发现知识的亲身体验，创造能力和创新能力都十分欠缺。

学科教育培养的是各种各样的专家，但是，这种专家往往缺少对其他学科的理解，使得他们难以成为行业的领导者或国家的领导者。《科学有意思》不是按照学科分类进行设计的，没有分为天文、地质、物理、生物、化学等学科，而是提出了一个一个孩子们最关心的问题，围绕孩子们最感兴趣的魔法、宇宙等主题，通过看图片、读文字、听声音等多感官刺激，点燃了孩子们对科学的兴趣，这样的学习过程很有价值。

科学不是远离我们的，科学素养就像艺术素养、人文素养一样，是每一个人的基本素养。中国科技事业的未来发展，特别需要能够兼具不同学科背景，了解不同学科之间的联系，能够开展跨学科交流合作的科技工作者。

科学研究就是不断探索人类未知的领域，我希望，孩子能始终保持对未知领域的好奇心，并把科学研究作为自己的理想和事业。就像习近平总书记说的那样：当科学家是无数中国孩子的梦想，我们要让科技工作成为富有吸引力的工作，成为孩子们尊崇向往的职业，给孩子们的梦想插上科技的翅膀，让未来祖国的科技天地群英荟萃，让未来科学的浩瀚星空群星闪耀。

——2016 年卡尔萨根奖获得者、《太空地图》作者、火星叔叔 郑永春

目录
CONTENTS

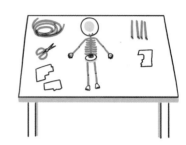

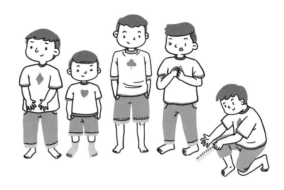

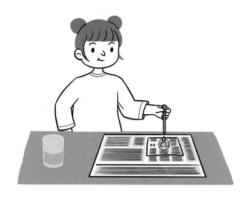

看着镜子里的自己，你有没有想过"为什么我看起来是这个样子的？""我的皮肤之下又是怎样的？"如果你曾经这样问过自己，但又不知道该从哪里开始去寻找答案，这本书就是适合你的启蒙书。它会引导你研究自己的身体，从控制你各种行动的大脑开始，到你与这个世界互动的感官系统，再到把携带必需养分和氧的血液泵入身体各个部位的心脏。本书甚至还向你介绍了使我们每个人独一无二的 DNA 的知识。准备好了吗？通过书中 40 多个围绕人体科学知识而设计的趣味小实验，你对自己会有更多的了解。

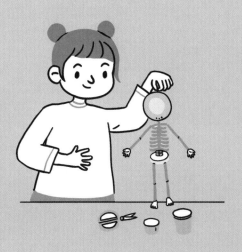

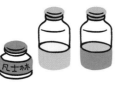

如何使用本书

本书依照人体系统来划分章节：大脑与神经系统、感官与神经系统、消化系统、呼吸系统、循环系统、肌肉系统、骨骼系统、生殖系统以及皮肤系统。每个章节都有几组"动手动脑"小实验，每个小实验讲述该系统的一个特有功能。每个小实验都有所需材料列表以及实验步骤。这些材料绝大多数都可以在你家里或者附近的五金店和超市买到。有些实验包含"其乐无穷"部分，可以让你在原有的实验基础上尝试各种变化。每个小实验最后都有相关科学原理的解释。

当一名合格的科学家

1. 在开始实验之前，请完整地阅读引言部分并收集实验所需的所有材料。

2. 在笔记本上记下你实验的经过及结果。

3. 千万不要单独执行需要成人协助的实验步骤。

4. 如果你的实验第一次效果不好，那就重做一次或者尝试用稍微不同的方式再做一次。在现实生活中，很多实验并不是第一次就能成功的。

5. 始终保持开明的态度，敢于问问题和寻找答案。科学研究的出发点就是问出好问题，然后找到最佳答案。

加深你的理解

对设备或实验的设计做细小的改变，看结果是否一样。一次只改变一个因素，这样你就能分辨出结果是因何而改变的了。

自己设计实验来验证你对事物运行规律的想法。在你身边寻找你所学过的科学原理的实例。

如果你最初无法理解周围的事物，不要担心，生活中总会有很多新的事物等待你去发现。请记住，许多著名的发明都是在无意中完成的。

利用本书开展科技创新项目

本书的许多活动都可以作为中小学生科技创新项目的起点。在依照书中的程序做完实验之后，你想到了什么问题？书中的"其乐无穷"部分也介绍了一些可行的实验。

要开始科技创新项目，首先写下你想要研究的问题并提出一个假说。假说就是对你即将展开实验的结果进行合理的预测。假说的目的是对事物发生规律给出可能的解释。例如，如果你喜欢"我的肺能容纳多少空气"这个小实验，你或许也想知道别人的肺活量。这个实验的可能假说是人的年龄越大，肺活量也越大。

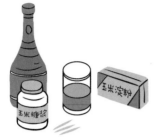

接下来你必须要设计一个实验来验证你的假说。在"我的肺能容纳多少空气"这个小实验中，你可以对几个人进行测试，记录他们的年龄，然后观察结果。一定要仔细记录你的实验过程，然后分析你记录下来的实验。

在这个活动中，你可以用表格或图形来表示你测试对象的年龄与肺活量。最后，你会得出一个结论，这个结论将证明你的假说是正确的还是错误的。

这个过程就是科学方法。依照科学方法，你得先有假说，然后再用实验去验证，分析结果并得出结论。

注意事项

部分科学实验可能存在危险。在那些需要用到火柴、刀具以及其他危险材料的实验里，需要有成人在旁协助。使用家用物品一定要记得先征求家长的同意，并在完成实验后收拾好实验器材并将实验区域清理干净。优秀的科学家做事都很细心，这样才能避免发生事故。

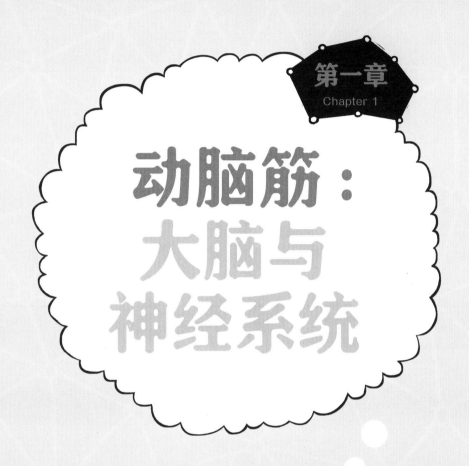

第一章
Chapter 1

动脑筋：
大脑与
神经系统

所有的有机体都有几个共同点。其中一个共同点就是他们能感知周围环境的变化并做出相应反应。控制你的身体对周围环境做出反应的系统称为神经系统。神经系统由大脑、脊髓和神经组成，它是一个精致的沟通系统，收集来自全身的信息并向全身发出指令。单是大脑就含有上千亿个神经细胞。神经由一些能传递电化学冲动的特殊细胞组成。一次电化学冲动就是一个利用化学物质产生电冲动的过程。神经细胞彼此并不直接接触，而是通过突触连接。突触是一个小的间隙，电化学冲动在此释放化学信号，使冲动从一个神经细胞转移到另一个神经细胞。

　　感觉神经收集热、冷、触摸、压力、疼痛等来自你所处环境的信息，然后把这些信息输送到你的大脑，再由大脑决定如何反应。大脑和脊髓集中了大量的中间神经元，又称联络神经元，它们把身体其他的神经联系在一起。一旦你的大脑做出了恰当的反应，联络神经元就会把信号传送到运动神经元，促使你的肌肉产生运动。

　　有时，你会对自己周围环境的变化做出反应，有时你也会对自己身体内部的变化做出反应。例如，当你听到有朋友喊你的名字时，你会转过身去和他打招呼。当一只蚊子停在你的皮肤上时，你也会做出反应。但是这次的反应与上次不一样，你会想拍死这只蚊子。当你感到饥饿的时候，你就想要吃饭，诸如此类。

　　你的大脑和神经会告诉你发生了什么以及该采取何种行动，并通过这种方式来维持你与环境的接触。本章的实验将帮助你了解这一切是如何实现的。

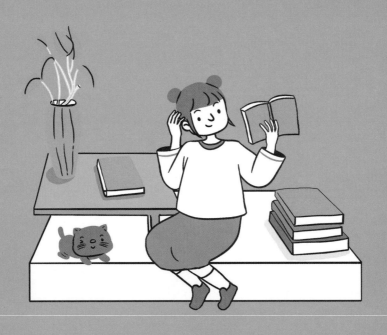

1

色彩小游戏

相信你阅读能力不错，而且能轻易区分红、蓝、绿等颜色。但有时你的大脑是否也会混淆，分不清你看到的颜色和字呢？试试下面这个实验吧。

所需材料

- 笔
- 7 张不同颜色的卡纸

1. 用笔在 7 张卡纸上分别写出 7 种颜色的名称，但是每种颜色的名称必须写在不同颜色的卡纸上。例如，不要在绿色的卡纸上写"绿"这个字，可以写在橙色或其他颜色的卡纸上。

2. 以最快的速度大声地读出纸上所写的字。

3. 再读一次，不过这次要说出你写这个字所用的卡纸的颜色。会出现什么情况？哪一次更容易一点？

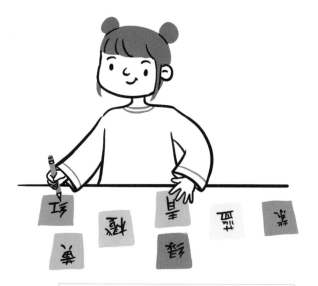

其乐无穷

与朋友和家人一起做这个实验。
看看有没有人两次都做得一样好。

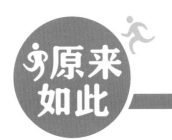

大声读出纸上所写的字的确很容易，但是要同时说出写这个字的卡纸的颜色就要花费较长的时间了。

大脑不同的区域有不同的功能。例如，负责视觉的区域靠近大脑的后部，而你对颜色的知识储备区域却位于大脑的前部。负责说话的区域沿大脑左侧分布，而语言理解区域仅仅是位于左侧很后面的一块。当你开始学习说话和认字时，你的大脑中有许多神经将你负责说话的区域和语言理解区域连接了起来。

当大人们教你通过视觉辨认颜色时，你负责视觉的区域与颜色的知识储备区域又建立起连接。当你看到写在其他颜色的卡纸上表达某种颜色的字时，你的大脑就会出现混淆。你看到这个字的同时，也看到了它所在的卡纸的颜色，并把这两条信息传送到大脑的两个不同区域。然而，你大脑的主要区域还是语言理解区域，因此你的第一冲动就是念出这个字来，但要说出这个字所在的卡纸的颜色则需要多花一点儿时间。

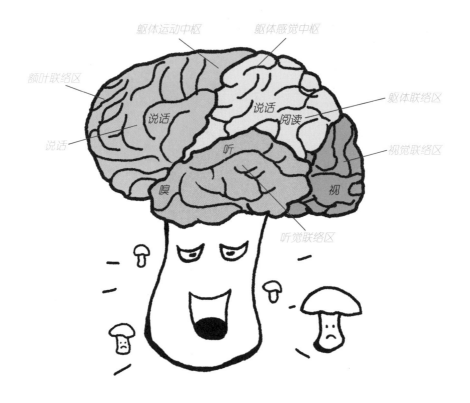

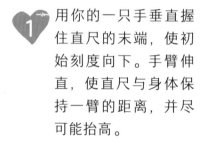

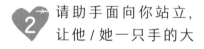

动手动脑

所需材料
- 长 30 厘米的直尺

注意: 你需要一名助手。

2
想得快，
行动更快

大脑发出指令到身体做出反应之间有一段时间差，这段时间到底有多长呢？让我们来做下面这个实验看看吧。

1 用你的一只手垂直握住直尺的末端，使初始刻度向下。手臂伸直，使直尺与身体保持一臂的距离，并尽可能抬高。

2 请助手面向你站立，让他 / 她一只手的大

拇指和食指分别位于直尺底端的两边，靠近但不能碰到直尺。

3 你随时松开直尺，让助手在不摆动手臂的情况下，以最快的速度用大拇指和食指夹住下落的直尺。

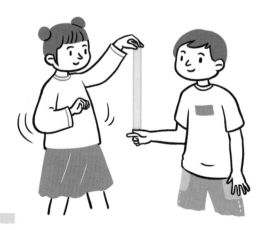

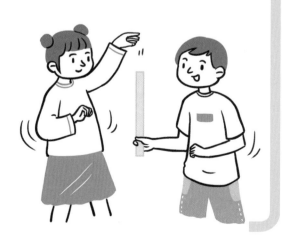

4 通过助手手握住的刻度，计算直尺被抓住时已经下落的距离。

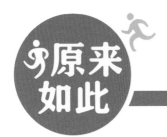

原来如此

直尺会下落一小段距离，而助手也会用大拇指和食指夹住直尺。直尺下落的距离可以用来衡量助手的反应时间。反应时间就是信号从大脑传送到肌肉并引发行动所需的时间。

直尺下落时，大脑的运动皮质会向手指发出一个电化学信号。运动皮质是大脑负责形成并发出引起运动的信号的区域。信号沿着脊髓传送，然后通过脊髓分支中更小的运动神经束传送到手指肌肉。手指肌肉在接收到信号以后收缩，于是就夹住了直尺。

通过下面的反应时间表，你可以把直尺下落的距离转换成反应时间。

反应时间表	
直尺下落距离（厘米）	反应时间（秒）
5	0.101
10	0.143
15	0.175
20	0.202
25	0.226
30	0.247

人体科学趣闻

· 快速反应 ·

　　快速反应在某些体育活动中非常重要。短跑运动员必须在听到发令枪响后迅速起跑。棒球运动员也需要反应迅速。在职业联赛中，一名好投手投出去的球速能达到每小时 144~160 千米。这对于击球手意味着什么？棒球从投手的手中飞到本垒的时间仅需 0.41~0.46 秒。如果挥棒的时间大约需要 0.3 秒，那么击球手只有 0.1~0.2 秒的时间来决定挥棒的时机和方向，并且要把这个信号通过神经传递到手臂和手部肌肉。人体能够做出如此迅速的反应真是太不可思议了。

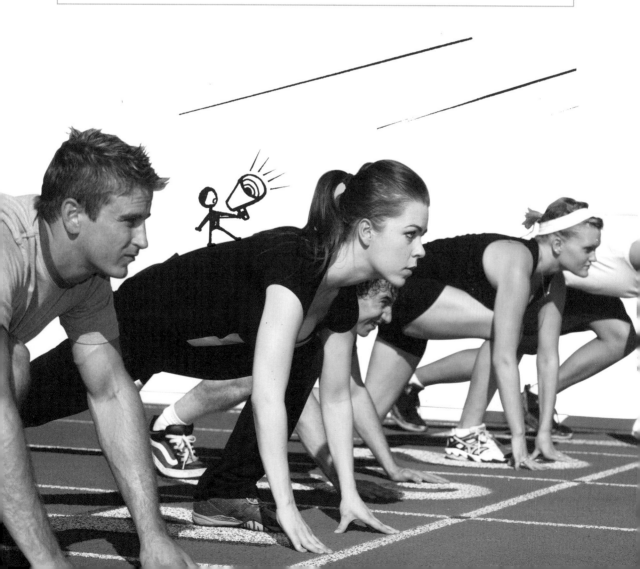

3 学习新技能

动手动脑

你 在生活中学会了很多知识与技能，例如，如何行走和交谈，如何阅读与写作。学习的最佳途径是什么呢？通过下面这个实验，你会更好地了解大脑是如何学习新事物的。

所需材料

- 扫帚
- 木板（长、宽、高分别是 60 厘米、30 厘米和 5 厘米）
- 秒表或带秒针的手表

注意： 你需要一名助手。

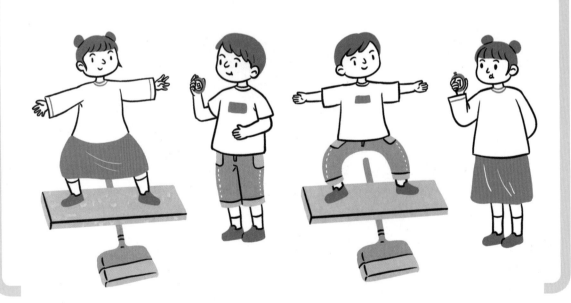

1 把扫帚平放在地板上。

2 把木板中央置于扫帚把上，使木板的长边与扫帚把垂直。

3 请你的助手站到木板上，两脚分别踏在木板的两端。

4 给你的助手计时 5 分钟，让他/她尽量学会平衡扫帚把上的木板，使木板的两端都不碰到地板。

5 等助手练习完 5 分钟以后，就轮到你去练习了。你也有 5 分钟的时间来学习这项新技能，不过，你要把这 5 分钟在一天中分 5 次做，每次练习一分钟之后停几个小时再做。你的总练习时间不能超过 5 分钟。

6 第 2 天，你与助手再来一起玩平衡木板，看看谁做得更好。

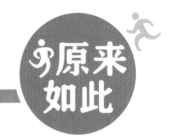

原来如此

你们的练习时间相同，但是因为你练习的时间跨度更长，通常情况下，你会比试图一次学会的助手要平衡得更好。

尽管没有人能肯定大脑学习的具体方式，但最被认可的理论是：大脑在学习一项新任务时需要巩固时间。巩固时间是指大脑把如何完成新任务这个短期记忆信息储存为更永久的信息所需的时间。当你开始学习一项新任务时，不管它是在一块木头上找到平衡还是做一道新的数学题，信息以"电子代码"的形式短暂地储存在大脑中。只是这个"电子代码"并不稳定，因此当你停止这个任务后，信息很快就丢失了。然而，如果任务进行的时间跨度更长，"电子代码"会发生变化，从而储存为更永久、更稳定的"化学编码"。以"化学编码"储存的记忆经过很长的时间还能记得很清楚，这样你下次再做这项任务时就会表现得更好。

4

看了再看

大脑很神奇，因为它不仅会记录你看见的信息，而且还能对这些信息进行分析。不过有时候大脑也会被欺骗，"看到"并不存在的东西。做做下面这个实验来骗骗你的大脑吧！

所需材料

- 剪刀
- 一次性餐盘

注意: 你需要一名助手。

1 先把盘子剪成两半，然后剪下其中一半的边缘。

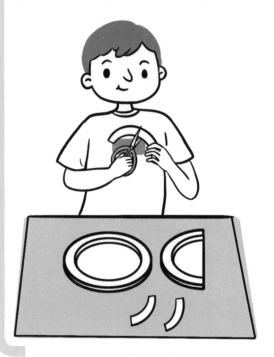

2 再把这段边缘对半剪开，剪成两段小边缘。

3 将这两段小边缘重叠到一起，修剪，使它们完全一样长。

4 然后把这两段小边缘稍微分开放在桌上，朝着同一方向。

5 问你的助手哪一段更长。

其乐无穷

还有很多错觉与你刚才实验中产生的错觉类似。下面的两根线哪一根更长（不算箭头部分）？猜好了之后再量一量就知道了。

原来如此

尽管两段小边缘一样长，但你的助手可能很难做出正确的判断。他／她很可能认为左边那段更长。

形成视错觉的原因有很多种。视错觉就是导致错误印象的一个画面或者影像。部分错觉的产生是因为你的大脑看到什么东西后，错误地把它理解为你以前曾经见过的事物。你认为某些东西看起来是这个样子，因为你以前曾看到过类似的东西。

你的大脑在比较两个类似但却不同的物体时，也会出现视错觉。例如，在本次实验中，右侧小边缘的内弧靠近左侧小边缘更长的外弧，结果使得右侧小边缘看起来似乎更短了，尽管它们其实是一样长的。

 你知道吗?

右面两条平行线看起来似乎凸了起来，显得向外弯曲，这种现象被称为黑林 (Hering) 错觉。

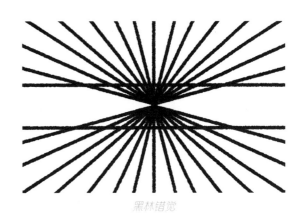

黑林错觉

右面两条平行线看起来似乎凹了下去，显得向内弯曲，这种现象也被称为冯特 (Wundt) 错觉。

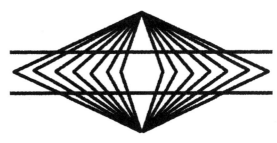

冯特错觉

11

5
镜中世界

你 对自己的方向感应该很有把握。上下左右似乎很容易分清楚。但是如果你的方向感被混淆了怎么办？通过下面这个实验来看看，如果一切看起来都是反的，你又会做何反应呢。

所需材料

- 铅笔
- 白纸
- 秒表或带秒针的手表
- 镜子

注意: 你需要一名助手。

1. 将下图的迷宫复制两份，你可以用复印机复印，也可以把它们描在另外一张白纸上。

2. 从入口开始，用铅笔在第一个迷宫里画出一条路径至终点，铅笔不要抬离纸面。请助手计时并记下你完成任务所花的时间。

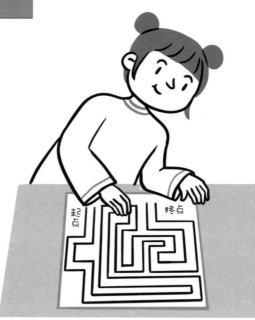

3 请助手握住镜子，使你能够从镜中清晰地看到第二个迷宫。你需要一边观察镜中的图像，一边在纸上画出这个迷宫的路径。眼睛盯着镜子中的画，不要直接看纸和笔。请助手计时并记下你完成任务所花的时间。哪一次花的时间更短？哪一次的路径画得更准确？

其乐无穷

与你的助手多做几次实验。随着练习的次数增多，你是否完成得越来越快并且越来越准确？交换角色，这次，换你来握住镜子，你的助手来画。你的助手完成得比你快还是慢。

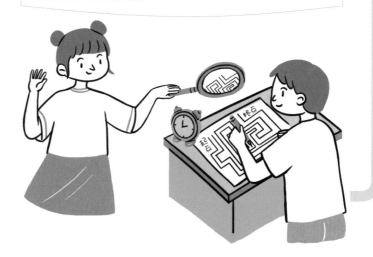

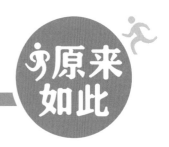

原来如此

眼睛盯着镜子画迷宫的路径难度会增加，所花的时间也更多。

当你盯着纸上的迷宫时，眼睛向大脑发出信号，告诉大脑铅笔的位置以及铅笔应该往哪里移动。久而久之，你身体已经学会协调这些动作，因此当大脑看见路径向左，它就指挥你的手向左移动。但是当你看着镜子画迷宫的路径时，任务就困难多了，因为一切都是反过来的。你的眼睛看着迷宫并向大脑发出信号，大脑判断铅笔必须向左走，然而，你的大脑知道镜子使影像反转，因此必须指挥你的手向右而不是向左移动。在接收眼睛收集到的信息和分析它应该发出何种指令的这两个过程中，大脑也被搞糊涂了。

6

两只眼睛有主次之分吗

所需材料

- 铅笔
- 白纸
- 一元硬币
- 胶带

你 很容易区分你的哪只手起主导作用，它通常是你用来写字的那只手。但是你知道两只眼睛的作用也有主次之分吗？下面这个实验会让你对此有更多了解。

1 将一个一元硬币放在纸上并沿着一元硬币的边缘描一个圆圈。

2 用胶带把纸贴到墙上。

3 站到这堵墙的对面，面向这张纸。

4 双手前举，两手的拇指和食指相触，形成一个小窥视孔。

5 双眼睁开，透过窥视孔看纸上的圆圈。

6 不要移动头和手，闭上右眼用左眼寻找圆圈。然后闭上左眼睁开右眼，此时右眼还能看见纸上的圆圈吗？

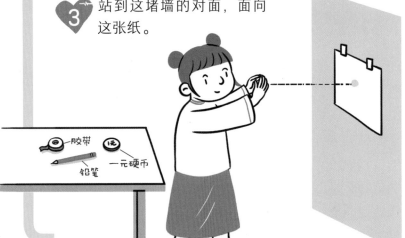

胶带
一元硬币
铅笔

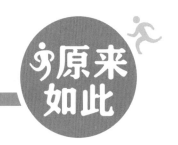
你只有一只眼能看见圆圈，要么是右眼要么是左眼。能看见圆圈的这只眼睛就是你的主视眼。主视眼就是你最喜欢用的眼睛，它通常比非主视眼看得更清楚一点。这与你是左撇子还是右撇子无关。只不过与你左右手中有一只手起主导作用相同，你也有一只起主导作用的眼睛。

人体科学趣闻

· 主视眼影响体育运动 ·

你的主视眼不会对你的日常生活造成多大的干扰，但它确实能够影响你在一些体育运动中的表现。要想更好地利用主视眼，你可以轻微地左右转动头部，以便让主视眼能更好地看见你正在注视的东西。有些教练发现主视眼是右眼的体操运动员左转体做得更好，因为他／她的头会自然转向那个方向，好让右眼有更佳的视野。同样道理，主视眼是左眼的体操运动员通常右转体做得更出色。

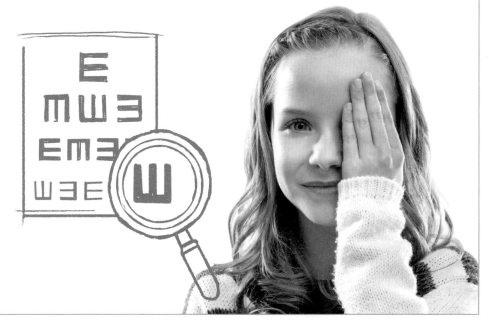

7

像陀螺一样旋转

你的内耳能帮助身体了解你是正立的还是倒立的，换句话说，它帮助你维持平衡。通过下面这个实验，你会了解到更多有关内耳与平衡的知识。

所需材料

- 转椅
- 丝巾
- 计时器或带秒针的手表

注意: 你需要一名助手。

1 将转椅置于比较空旷的房屋中央，确保有足够的空间可以连续转动椅子。

2 请你的助手坐在椅子上，双脚离地。用丝巾蒙住他 / 她的眼睛。

3 你站在椅子旁边慢慢地朝一个方向转动椅子，一边转一边计时，做到每 2~3 秒转一圈，尽量使转速均匀。转动一两圈之后问问助手有什么感觉。

4 一分钟以后，停止转动椅子。再询问你的助手现在又有什么感觉。

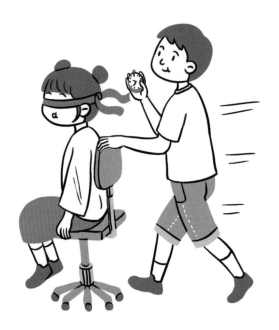

当椅子开始转动时，你的助手应该能感觉到旋转。然而，大约 30 秒以后，他/她就一点也感觉不到旋转了。一分钟以后，当椅子停止转动时，你的助手会感觉椅子仍在沿着相反的方向转动。

你的平衡感由能判断上下方位的两个充满液体的液囊内的囊斑和能检测运动的 3 条充满液体的半规管共同控制。这些环形结构位于你的内耳。内耳含有半规管、耳蜗及听觉神经。耳蜗和听觉神经将在第二章讲述。半规管中液体的流动将运动的信号传送到大脑。当你转动椅子时，助手耳朵里的半规管内的液体产生流动。不过在你刚刚开始转动的那一瞬间，惯性（除非受到外力作用，物体将保持静止或者运动的趋势）使这些液体抗拒运动，于是助手的大脑就记录了旋转方向的运动。但随着转动持续，液体开始沿旋转的方向一起流动。此刻助手不会觉察到自己在转动。当椅子停止转动时，液体的惯性抗拒停止，于是助手的内耳错误地向大脑发出信号，使他/她产生朝相反方向转动的错觉。

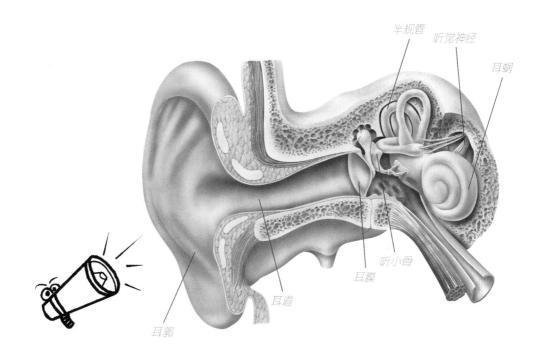

半规管　听觉神经

耳蜗

听小骨

耳膜

耳道

耳郭

人体科学趣闻

　　生活在太空会影响到内耳调节平衡的能力。宇航员在绕地球飞行时，会漂浮在太空舱里，这种失重状态会影响到内耳。在地球上，即便是闭上眼睛，你也能清楚哪个方向朝下，因为重力会把你内耳液囊中的囊斑朝下拉。而对于轨道中的宇航员，他们内耳液囊中的囊斑没有受到重力的作用，因此这种向下的方向感会出现紊乱。宇航员的平衡感受影响的方式与实验中你的助手受影响的方式类似。当宇航员返回地球时，他们在几个小时内都无法平衡。不过他们的平衡感最终还是会恢复如初的。

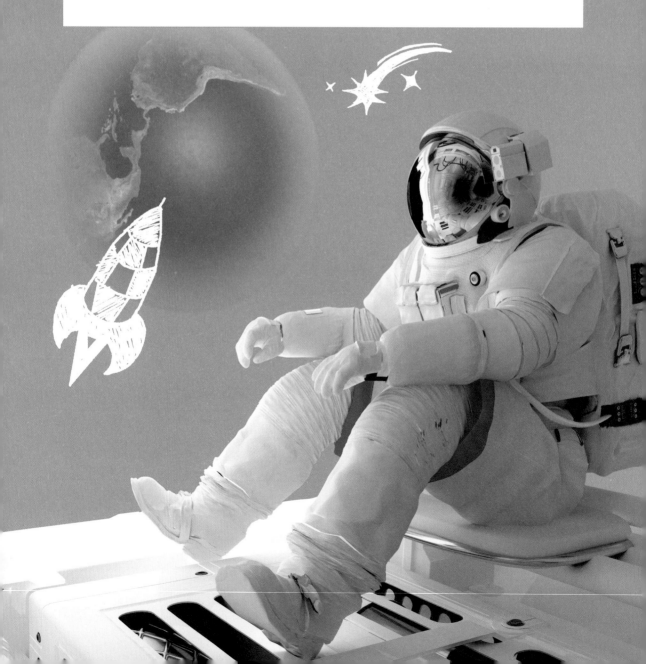

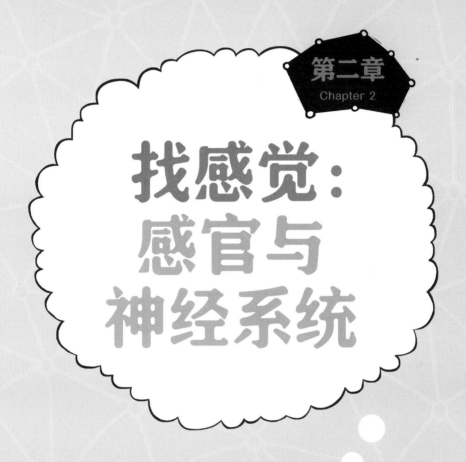

第二章
Chapter 2

找感觉：
感官与
神经系统

在上一章，你通过实验了解了神经系统的一个重要组成部分——大脑。本章将介绍神经系统的另一个组成部分：感觉神经以及你的感官。

感觉神经向大脑和脊髓提供身体外部和内部环境的信息。例如，在你颈内血管里的特殊感觉神经能为你提供血液中氧气和二氧化碳浓度的信息，而其他感觉神经则监控血液中水的浓度以及血压。

最常见的感觉神经与你的味觉、嗅觉、听觉、视觉、触觉有关。你周围发生的一切都会被感觉神经感知并传送到大脑。隆隆的雷声、寒冷的天气、香气扑鼻的食物、父母轻柔的抚摸，这一切都是通过感觉神经传递给你的大脑的。

人体各种感官的感觉神经都是高度专业化的。例如，听觉神经负责把声音转化为神经冲动并传递到大脑。视觉神经负责把光转化为神经冲动并传递到大脑。

本章设计的各项实验将帮助你了解感官是如何收集信息并把它们送达到大脑的。

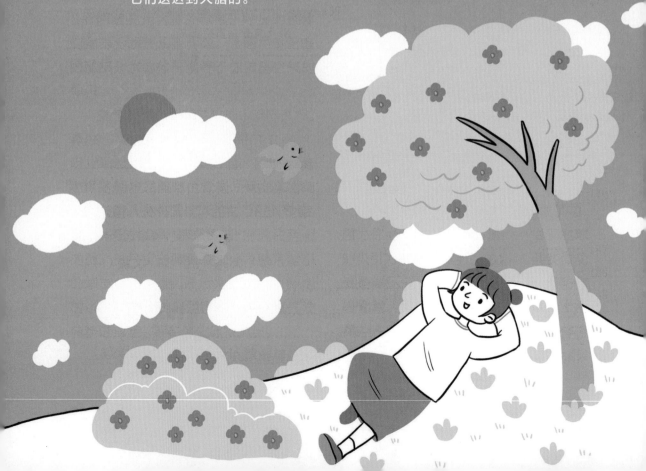

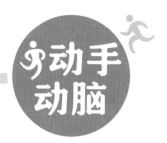

1

眼睛为什么能看见东西

你的眼睛是你与周围环境进行联系的重要途径，它们让你看见周围发生的一切。但你知道眼睛是怎么工作的吗？做做下面这个实验来了解眼睛的晶状体是如何帮助你看见物体的吧。

所需材料

- 5 厘米见方的蜡纸
- 报纸
- 玻璃杯
- 少量水
- 吸管

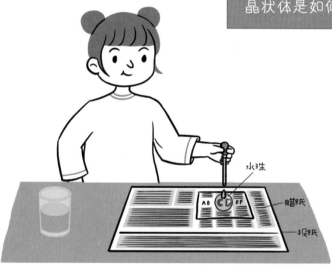

水珠
蜡纸
报纸

1 把蜡纸放在报纸上，透过蜡纸看报纸上的字，它们看起来是什么样子？

2 用玻璃杯盛一些水。

3 用吸管从玻璃杯中吸水并滴一滴到蜡纸上。

4 透过蜡纸上的水滴看报纸上的字，这次它们看起来如何？

其乐无穷

尝试改变水滴的大小。透过大水滴和小水滴看字，字的放大程度一样吗？你透过它们看到的字数也一样多吗？

当你第一次透过蜡纸看报纸时，看到的字与印刷在报纸上的字一样大。但是透过水滴看时，你会发现字变大了。水滴起到了透镜的作用，放大了下面的字。透镜是一片有弧形表面的玻璃或其他透明物质，能折射、弯曲并聚集透过它的光线。根据透镜表面的弯曲程度，透过它看到的物体会显得更大或更小。

所有进入眼睛的光线必须经过瞳孔，也就是眼睛中央的那个小黑点。瞳孔周围带颜色的虹膜能自动调节进入眼睛光线的多少，以确保眼睛看得清晰，并保护眼内细密的感觉神经。如果光线很多，虹膜收缩，瞳孔变小。反之，如果光线不足，虹膜舒张，瞳孔放大。角膜是一层薄而透明的圆盘，覆盖在眼球上起保护作用。

眼睛的晶状体就位于瞳孔后面，其作用原理与照相机的镜头或者放大镜十分相似。当来自你所观察物体的光线经过你眼睛的晶状体时，因为晶状体表面呈弧形，经过晶状体上端和下端的光线要比经过中间的光线折射角度大。经过折射的光线最后汇聚于你眼睛后壁的视网膜上，视网膜记录这些光线形成的影像并通过视神经（以神经冲动的形式把视觉信息传输给大脑的神经）转移到大脑。含有物体影像信息的神经冲动抵达大脑后，你就能看见物体了。

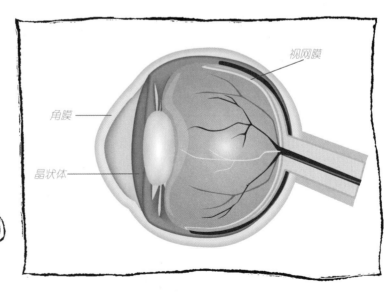

视网膜

角膜

晶状体

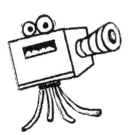

· 近视和远视 ·

　　连接晶状体的细微肌肉通过改变晶状体的厚度，让你既能看到近处的物体，又能看到远处的物体。当晶状体变薄时，你能看见远处的物体；而当晶状体变厚时，你能看清近处的物体。

　　两种常见的视力疾病是近视和远视。当晶状体不能变得足够薄从而使物体影像清晰地落在视网膜上时，就出现近视。近视者能聚焦附近的物体，但看不清远处的物体。当晶状体不能变得足够厚以便在视网膜上形成清晰影像时，就出现远视。远视者能看清远处物体但看不清近处物体。近视和远视都可以通过眼镜或者接触镜（隐形眼镜）加以矫正。此外也可以使用现代外科技术来改变晶状体的形状，从而达到提高视力的目的。

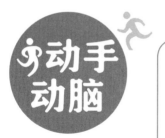

2 听觉的秘密

视觉是让你知道周围情况的一个重要感官。但还有一种感官也能为你提供重要信息。火警的警报声、惊雷的炸响声、风吹过树叶的声音，这些都是你听见的声音。你知道是耳朵让你听见了这些声音，但是你知道耳朵的工作原理吗？

所需材料
- 剪刀
- 空的酸奶瓶
- 20 厘米见方的塑料薄膜
- 橡皮筋
- 手电筒

注意：你需要一名成人助手。

1 请你的成人助手用剪刀剪掉酸奶瓶的底部。

2 用塑料薄膜包住酸奶瓶的瓶口，然后用橡皮筋扎紧。

3 走进一间暗的房间，面墙而立。把酸奶瓶的底端举到嘴边。

4 打开手电筒，将光线对准酸奶瓶口的塑料膜，使光线能从膜上反射到墙上。观察墙上反射光的形状。

5 对着酸奶瓶说话，同时注意观察墙上光线的变化。

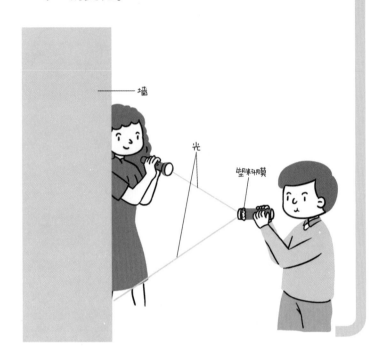

墙

光

塑料薄膜

原来如此

当你对着酸奶瓶说话时，墙上的光会振动（快速地前后移动）。

声音是我们能听见的能量。物体振动会引起周围空气振动，于是产生声音。

声音的振动通过空气传播，导致声波触及的物体也产生振动。当你的声音产生的声波振动击打到酸奶瓶上的塑料薄膜时，塑料薄膜也产生了振动。这种振动就会反映在墙壁上光线的移动上。

耳朵通过捕捉周围声波的振动听到声音。耳朵可以分成3个部分：外耳、中耳和内耳。外耳由耳郭和耳道组成。耳郭（也就是你通常称为耳朵的那部分）收集声音，耳道则把声音振动引导到头颅内精巧的中耳和内耳中。

从鼓膜开始就是中耳。声波击打鼓膜，引起鼓膜振动，类似于酸奶瓶上塑料薄膜的运动。鼓膜的振动引起中耳的3块骨头运动，依据它们的形状分别命名为锤骨、砧骨和镫骨。3块骨头的形状以及排列方位使振动被放大，也就是说声音传到内耳时变得更响。

声波的振动最后传到内耳的耳蜗。耳蜗是一个充满液体的腔，里面含有的特异纤毛细胞能感受各种振动引起的声波。被纤毛细胞感受到的声音信息以神经冲动的形式经听觉神经传送到大脑，大脑再对声音加以分析确认。

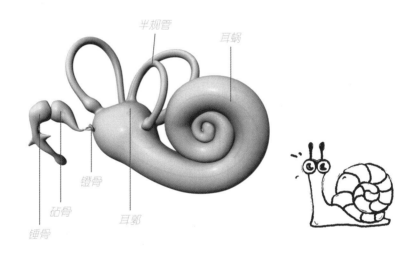

半规管

耳蜗

镫骨

砧骨

耳郭

锤骨

人体科学趣闻

· 人们坐飞机时为什么爱嚼口香糖 ·

中耳还有一个部分叫咽鼓管，连接中耳与口鼻。有了这根管道，鼓膜两端的空气压力就可以得到平衡。在你经历气压变化，如在山里开车或者乘坐飞机时，打呵欠、吞咽或者嚼口香糖能让咽鼓管张开，使得鼓膜两侧的气压相等。出现这种情况时你通常能感觉到，因为你的耳朵会发出"啵"的一声。

3

用鼻子找到回家的路

所需材料

- 棉球
- 一些有气味的东西（如香水、香草提取物、蒜末等）
- 小纸杯
- 眼罩
- 纸巾
- 米尺

注意: 你需要一名助手。同时, 这个项目要在宽敞的房间里进行。

你放学后能找到回家的路，靠的是什么感官？人类在很大程度上依赖视觉来维持安全以及寻找方向。然而，别的动物回家靠的却是其他感官。例如，三文鱼出生在近海的溪水中，但大部分时间却生活在海洋里。在海洋生活了几年之后，它们再回到出生地的溪水中去产卵。它们依靠嗅觉来找到回家的路。做做下面这个实验，看看你的嗅觉是否比得上三文鱼。你能用鼻子找到回家的路吗？

1 用几粒棉球涂抹你选好的有气味的东西，然后把棉球放入其中一个纸杯。

2 告诉助手实验的目的是像三文鱼一样仅仅依靠嗅觉便能从"海洋"（房间的一侧）爬行到三文鱼的"母亲河"（房间另一侧放纸杯的地方）。请你的助手先来扮演"三文鱼"。

3 用眼罩罩住助手的眼睛。请他/她闻装有棉球的纸杯的味道。

4 请你的助手膝盖和双手着地，并使之位于"海洋"中。

5 把有气味的纸杯放在地板较远一端的"母亲河"，并且将一粒棉球放在离纸杯1~2米远的纸巾上，引导"三文鱼"。

6 让你的助手凭嗅觉爬到"母亲河"。

7 最后交换角色，看看你能不能顺利找到"回家"的路。

其乐无穷

重复几次这个实验，每次换一种气味。哪一种气味最容易被发现？哪一种气味最难被发现？

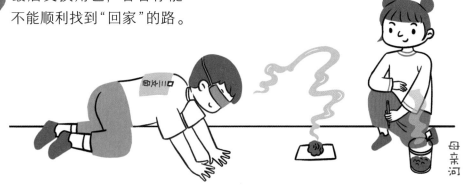

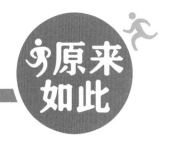
原来如此

你和你的助手应该用不了多久就能找到杯子。尽管人类的嗅觉不如三文鱼灵敏，但依然很厉害。

一种现代理论认为：我们能感知到气味，是因为我们嗅到的气味的分子形状具有特异性。一种气味分子被吸入鼻腔后，只能与鼻腔上特定形状的受体部位对应，就像一把钥匙配一把锁一样。一旦这个气味分子嵌入这个嗅觉感受器，一个相关的信号被送达大脑，我们就感知到了这种特别的气味。每一种气味在鼻腔中都有对应的不同形状的特异受体部位。

人的鼻子确实是不可思议的感觉器官。它能监测到各种嗅觉感受器组合形成的 2000~4000 种气味。嗅觉在婴儿出生时最灵敏，婴儿在视觉形成前主要依靠嗅觉来识别母亲。随着婴儿越长越大，视觉开始成为主要的感官，对嗅觉的需要也就没有以前那么强烈了，嗅觉就会慢慢变得迟钝。

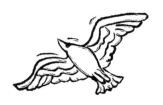

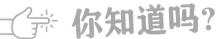
你知道吗？

三文鱼生活在大西洋和太平洋的北部海域，属冷水性鱼类。三文鱼在淡水里生活一段时间后，便会游向大海。当它们在海里长大成熟后，不管走得多远，也必定会想方设法回到自己的出生地去产卵。三文鱼具有灵敏的嗅觉，而且这种嗅觉在它们的的记忆里根深蒂固。它们靠这种非凡的能力找到自己诞生和曾经洄游的"母亲河"。一条雌性三文鱼可以产三四千枚卵，而孵化出来的鱼中最后只有两三条能历尽艰辛回到"母亲河"终其一生。

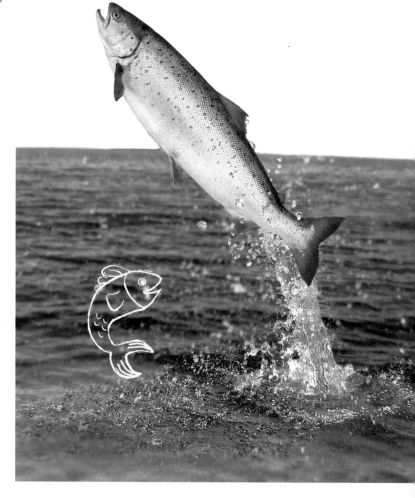

所需材料

- 4 只水杯
- 水
- 汤匙（约 15 毫升）
- 糖
- 盐
- 醋
- 不加糖的葡萄汁
- 铅笔
- 白纸
- 棉签

4

酸甜苦辣的感受来自哪里

要 想品尝食物，你必须用舌头去接触食物。但你的舌头又是如何尝到味道的呢？下面这个实验将告诉你答案。

1 在 3 只水杯中分别注入大约 1/3 的水。第一只杯子里加入一汤匙糖，第二只杯子里加入一汤匙盐，第三只杯子里加入一汤匙醋，最后在第四只杯子里倒入 1/3 不加糖的葡萄汁。

2 在一张纸上画一个大大的"U"来代表你的舌头。

3 用一根棉签蘸好一种溶液后再去碰一下你自己的舌头，你能尝出味道吗？是什么味道？再在表示你舌头的纸上，标记并记录棉签触碰舌头的位置以及尝出来的味道。

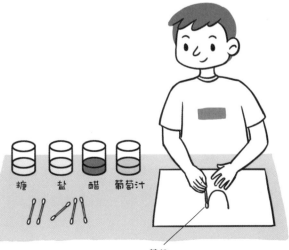

糖　盐　醋　葡萄汁

葡萄汁

4 用水漱口，重复实验，只不过这次棉签碰舌头的部位要与上次不同。记录测试结果。

5 用其他溶液重复步骤 3 和 4，注意每换一种溶液必须换一根棉签。

其乐无穷

与几位朋友一起做这个实验。看看每个人的味觉测试结果都一样吗？

原来如此

人类大约有一万个味觉感受器，称为味蕾。我们的味蕾位于舌头表面细小的隆起，称为舌乳头。每个味蕾维持不到一周就被逐渐消磨完，然后被新的味蕾所取代。

你要品尝出食物的味道，首先它必须成为液体。你的口腔会在你咀嚼食物时分泌唾液，这些液体既有助于你品尝食物，也是食物消化过程的开始。有关食物被消化的知识将在第三章"食物决定性格"中讲述。

不同的动物，味觉感受器在身体的部位也不同。例如，章鱼的味觉感受器

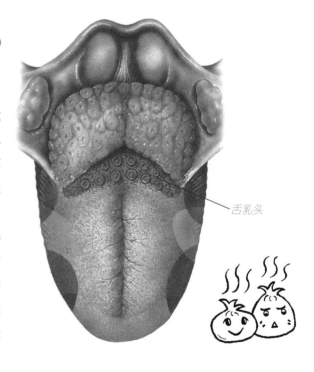

舌乳头

在触须，小龙虾的味觉感受器在触角上，而部分昆虫的味觉感受器则位于脚上。

· 如何吃药才不苦 ·

有人认为，如果他们必须吃阿司匹林等有苦味的药丸，他们会把药丸放到口腔后部，这样容易吞下去，吃到的苦味也会更少些。其实，这种做法恰好把药丸放在了舌头对苦味最敏感的部位！如果把药丸放到舌尖，它尝起来反而没有放在口腔后部苦。那你知道怎样吃冰激凌味道最好吗？偷偷告诉你，最佳方法就是用舌尖去舔！

动手动脑

所需材料

- 削皮器
- 刀
- 梨
- 胡萝卜
- 土豆
- 盘子
- 10 根牙签
- 洋葱
- 水

注意: 你需要一名成人助手。

5

嗅觉与味觉的联系

相信大家都有过这样的经历，当感冒鼻塞时，嗅觉也变得不灵敏了。不过你可能没有注意到，这时你的味觉似乎也被削弱了。下面这个实验会告诉你嗅觉和味觉这两种感官的联系。

1 请成人助手把上述的每种果蔬去皮，然后全部切成大小易于吞咽的丁。每一块都插上牙签，并放在盘子里。每种果蔬都需要两块。

2 请助手闭上双眼，用手指紧紧捏住鼻孔。

3 用牙签喂一小块果蔬到助手的嘴里。让他/她慢慢咀嚼，仔细分辨。

4 在助手说出他/她认为所品尝到的果蔬的名称后，让他/她用水漱口。

5 换一种果蔬，重复步骤2~4，你的助手能识别出每种果蔬吗？

6 再重复这个实验，但这次让助手只闭上眼睛，不用捏住鼻子。看看测试结果会有什么不同。

其乐无穷

重复这个实验，不过在尝味道前，先在助手的舌面上滴几滴天然香精。再请他/她闭上眼睛，但不捏住鼻子。猜一猜，香精会对测试结果产生什么影响？

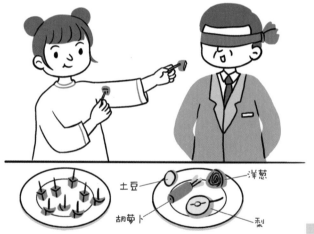

土豆　洋葱
胡萝卜　梨

原来如此

当你的助手捏住鼻子后，会很难分辨食物。但如果只闭上眼睛而不捏住鼻孔的话，他/她就能很容易地辨别出是什么食物了。

这是因为，品尝食物决不仅仅是你舌头上的味蕾在起作用，食物的气味、质地、温度和外观都会影响你对食物口味的感知。你两个鼻腔里的嗅觉神经将气味信息以神经冲动的形式传递到大脑，大脑接受到的气味信息要早于来自味蕾的味觉信息。所以，你在尝食物之前就已经闻到了它的气味。

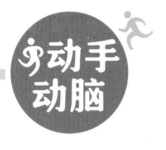

6

左手冷，右手热

物体是冷还是热，通常我们摸一摸就能知道。是真的吗？我们使用触觉来分辨物体的冷热，但是我们的触觉真的有那么可靠吗？做做下面这个实验来感受一下吧。

所需材料

- 围裙
- 3 只碗
- 热水
- 冷水
- 温水
- 计时器

1 开始实验之前，先系好围裙。分别在 3 只碗里盛上热水（但不能太烫）、冷水和温水，把碗排成一排，热水碗和冷水碗在两边，温水碗在中间。

2 一只手放入热水碗中，另一只手放入冷水碗中，保持一分钟。注意两只手是如何感知水的冷热的。

3 一分钟后，将两只手同时放入温水碗中。注意现在双手对水的冷热感觉如何。

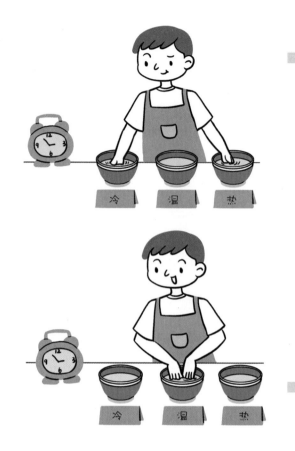

其乐无穷

等你的双手恢复正常温度后，再试试它们判断其他物体冷热时的敏感程度如何。触摸家里的各种物体，比如桌子、笔、金属门把手、橡皮擦、书或其他任何触手可及的物体。把你所触摸的各种物体依次列表，记录其中哪些物体你感觉比你的手更热、更冷或者温度相近。想一想，你感觉到这些物体热或冷的原因是什么。

原来如此

原先放在热水里的手会觉得温水凉，而原先放在冷水里的手会感觉温水热。仅凭触觉很难判断物体到底有多热或多冷。皮肤的感觉神经不能测试物体的确切温度，但它们能在温度发生变化时发出信号。当这些感觉神经感觉到物体变得比以前更热或更冷时会向你发出警告。当你把手放入热水后，你的感觉神经会逐渐适应热水的温度。然后当你把手再

放入温水时，你的感觉神经觉察出它的温度比原先热水碗里的水温要冷，于是向你的大脑发出信号：水是冷的。同样，原先放在冷水里的手上的感觉神经在一分钟之后也已经适应了冷水的温度。当你把这只手再放入温水后，它觉察到水比原先更热了，于是向大脑发出信号：水是热的。

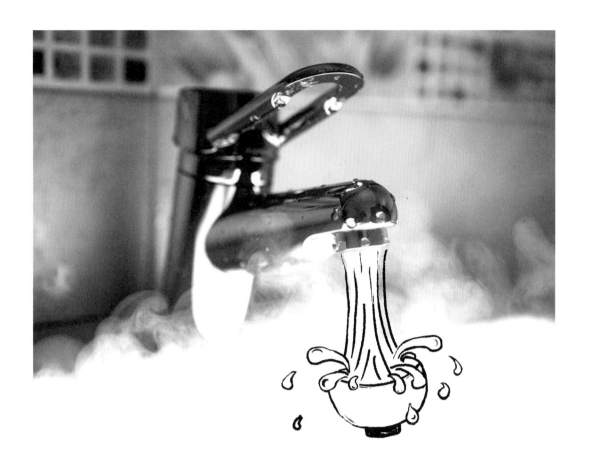

人体科学趣闻

· 热蛙现象 ·

　　大多数动物，包括人，虽然都能忍受较大范围的温度变化，但如果温度出现急剧变化，则会受到伤害。例如，有些人曾因为突然浸入很冷或很热的水中而发生猝死。不过，渐进的温度变化则不会造成太大的伤害。

　　这种适应渐变温度的能力被称为"热蛙现象"。如果把一只青蛙放入一大杯超过 40℃ 的热水中，青蛙会立即跳出来。然而，如果把青蛙放入接近室温的水中，然后慢慢给水加热，青蛙就会一直待在水里，即便是水温在逐渐升高。因为在这一过程中，青蛙皮肤中的温度感受器有时间来适应温度的升高。当你在泡热水澡时也经历过类似的情况。如果你先在浴缸里放入温水，然后再慢慢添加热水，你就不会感觉到直接进入热水时的那种强烈不适感。

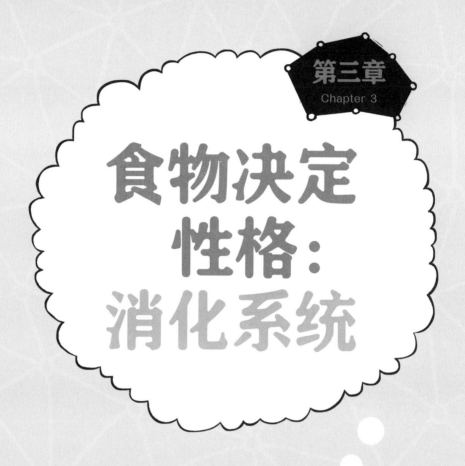

第三章
Chapter 3

食物决定
性格：
消化系统

植物可以在体内生产自己所需的营养成分，而人类则必须吃食物才能生存。食物中所含的营养成分首先在人体消化系统中被分解消化，然后通过循环系统加以吸收并运送到全身细胞。一旦进入细胞，这些营养成分就可以提供能量和必需的化学物质，如蛋白质、脂肪、维生素和矿物质等人体正常生长发育所必需的成分。

　　消化系统负责把大的复合食物分子分解为小的能被人体吸收和利用的成分。人体的各个部分都需要消化系统提供营养成分，但同时消化系统也需要人体其他系统的帮助。口腔的肌肉和骨骼帮助牙齿咀嚼食物，循环系统通过血液将必需营养成分输送到身体的各部位。

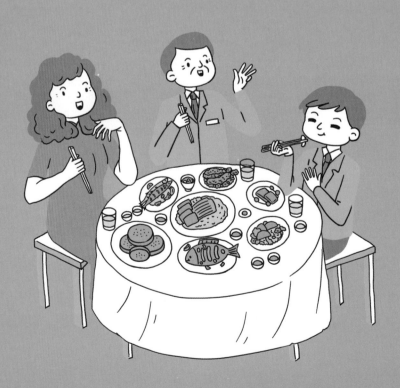

1 制作牙齿印模

牙齿是消化系统中非常重要的组成部分，因为大多数食物必须先经过咀嚼才能吞咽。下面我们将通过一个实验来更多地了解你的牙齿。

所需材料

- 泡沫塑料盘
- 剪刀
- 笔

1 把泡沫塑料盘剪成 6 块大小形状相同的小块。

2 把其中两块叠在一起，从离尖端约 2.5 厘米的地方剪去尖部。

3 把两片剩下的部分横着放入嘴里，尽量放得深一点，但不至于感到恶心。

其乐无穷

多收集几位朋友的牙齿印模，记得标记清楚朋友的名字和上、下牙模，然后离开房间。期间请一位朋友在一块奶酪或硬巧克力上咬一下。回到房间后，通过比较奶酪或巧克力上的咬痕与你收集的牙齿印模，你能判断出这是谁咬的吗？

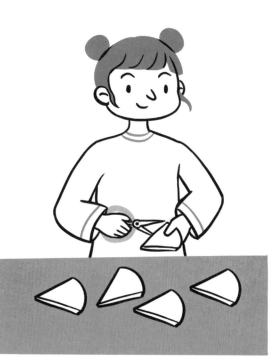

4 用牙齿使劲咬一下，然后取出来。

5 用笔分别在上、下两片塑料上的牙印上分注"上牙"和"下牙"。

6 观察牙齿印模。上牙和下牙印模各有多少颗牙齿？上牙和下牙印模分别有什么特点？每颗牙齿与其他牙齿有何不同？

原来如此

你的牙齿会在泡沫塑料盘上留下印迹。尽管每个人的牙齿都基本一样，但具体的排列方式却独一无二。牙齿的类别、数量，以及缺失或歪斜情况，对于确定个体的身份和年龄都有着十分重要的价值。

人在不同的年龄阶段有两套牙齿。第一套牙即乳牙，婴儿时期开始长出。乳牙共有20颗：上、下颌分别有4颗切牙、2颗犬牙和4颗磨牙。大约从6岁开始，乳牙逐渐被第二套牙齿即恒牙取代。整个替代过程从掉前切牙开始一直到18岁左右第三副磨牙（也就是我们通常说的智齿）长出。我们有32颗恒牙：上、下颌分别有4颗切牙、2颗尖牙、4颗双尖牙（前磨牙），以及6颗磨牙。切牙和尖牙用来切断或撕裂食物，双尖牙用来咀嚼食物，磨牙用来磨碎食物。

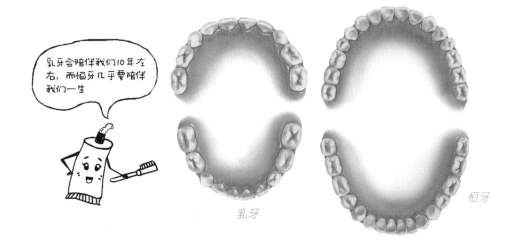

乳牙会陪伴我们10年左右，而恒牙几乎要陪伴我们一生

乳牙　　恒牙

2 唾液有什么作用

你 在口腔咀嚼的食物还没有吞下肚时就已经开始了消化的初期阶段。通过下面这个实验，你会了解唾液是如何帮助消化的。

所需材料

- 4 个小碟子
- 胶带
- 笔
- 2 块苏打饼干
- 滴管
- 碘酒
- 计时器

1 把 4 个碟子放成一排置于桌上，用胶带和笔分别标注：未咀嚼、30 秒、5 分钟和 10 分钟。

2 把一块苏打饼干放在标有"未咀嚼"的碟子里，往饼干上滴一滴碘酒，会出现什么情况？

3 把另一块饼干放在嘴里咀嚼 15 秒，确保饼干变得很湿润。

4 将咀嚼过的饼干平均分成 3 份，分别放入剩下的 3 只碟子中。等 30 秒后，在标有"30 秒"的碟子里的饼干上滴一滴碘酒，会出现什么情况？

5 等 5 分钟后，在标有"5 分钟"的碟子里的饼干上滴一滴碘酒，又会出现什么情况？

6 再等 5 分钟后，在标有"10 分钟"的碟子里的饼干上滴一滴碘酒，又会出现什么情况？

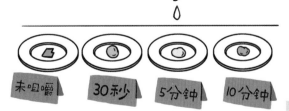

未咀嚼　　30秒　　5分钟　　10分钟

当碘酒滴在未经咀嚼的饼干上时，饼干发生反应变成深蓝色。而咀嚼过的饼干在加碘酒后不会变成深蓝色。饼干咀嚼的时间越长，加碘酒后生成的蓝色越淡，直到 10 分钟后就彻底没有蓝色了。碘遇到淀粉会发生化学反应，变成深蓝色或黑色。而饼干中的淀粉则是由许多连接在一起的小小的糖分子形成的大分子。

食物进入口腔被咀嚼时，唾液腺会分泌出唾液添加到食物中。唾液是一种酶。酶是一种特殊的化学物质，能加快化学反应的速度。唾液的主要作用就是帮助把很长的淀粉分子分解为小小的糖分子。这些小小的糖分子进入人体后被小肠吸收，为细胞提供能量。

不过，唾液需要时间来起作用。在"30 秒"的饼干中，只有少部分的淀粉被分解为糖分子，因此饼干还是会变蓝。在"5 分钟"的饼干中，更多的淀粉分子被分解。到"10 分钟"时，饼干中几乎没有淀粉了，因此也不会有蓝色出现。

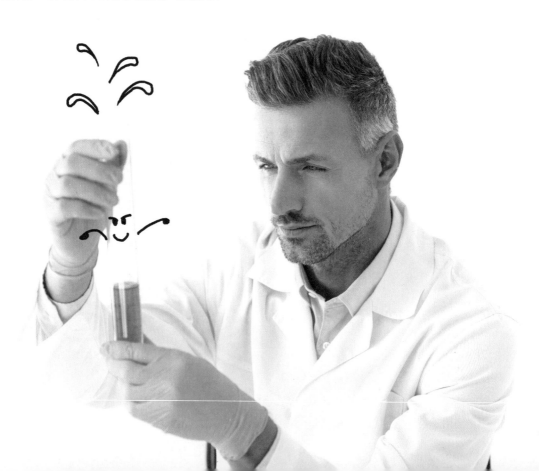

动手动脑

所需材料

- 纸
- 铅笔

1 在接下来的一周里，用纸和笔记录你每天所吃的食物。将你的饮食与"健康饮食金字塔"推荐的身体每日需要量进行对比。

2 当统计结束后，查看你的记录并分析你每天饮食的成分。你吃的是什么类型的食物？你将如何改变饮食结构来促进营养均衡？

3 你的饮食均衡吗

身体的各个系统要正常运转，就必须通过均衡的饮食定期给它们提供水和营养物质。均衡的饮食为肌肉提供恰到好处的能量，促进细胞和组织生长，并维持大脑和心脏正常工作。做做下面这个实验，看看你的饮食是否均衡。

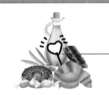
糖类和脂肪（0-1份）

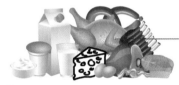
奶制品、肉类、坚果、豆类（2-3份）

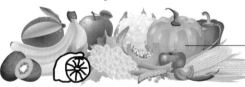
水果（2-4份），蔬菜（3-5份）

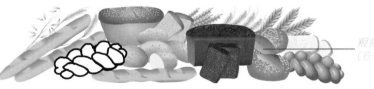
粮食（6-11份）

健康饮食金字塔

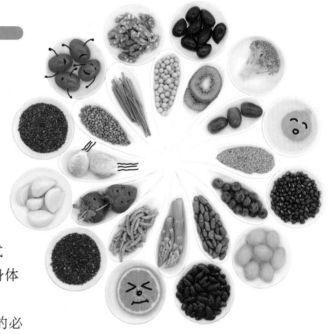

你每日所需的食物量取决于你的年龄、体型、活动量以及你的性别。为了帮助人们实现健康饮食，定期摄取适量的各类食物，科学家制定出"健康饮食金字塔"这种促进健康饮食的食物分类方式。

我们吃的食物也可以用其他方式来分类。其中一种就是依据食物对身体的作用。

蛋白质是细胞组织生长和修复的必需原料。鱼、肉、奶酪、坚果、豆类等含有丰富的蛋白质。碳水化合物为身体细胞提供能量。它主要以淀粉和糖的形式存在，糖转化为能量的速度很快，而淀粉则需要较长的时间分解，因此能在更长的时间内提供能量。脂肪和油维持神经以及其他细胞的健康，它们还能在碳水化合物耗尽的情况下作为身体的额外能量来源。脂肪和油来自动物和植物。植物油和鱼油比动物油更健康。

维生素对调节和维持人体功能必不可少。例如，胡萝卜中的维生素 A 对视力健康很重要。蔬菜、水果富含维生素。

矿物质对骨骼生成以及人体其他系统很重要。矿物质主要来自水果蔬菜以及牛奶等食物。牛奶为强健骨骼提供必需的钙。膳食纤维是植物类食物中不能被消化的部分，它能帮助消化系统清除肠道废物。水对于细胞功能的正常发挥必不可少。水能携带营养物质及其他物质进入细胞，然后带走细胞中的废物。它还能通过流汗使身体保持凉爽。除了水和其他液体以外，身体还能从许多食物中获取水分。

4 为什么人躺着也可以吃东西

所需材料

- 剪刀
- 长而细的气球
- 食用油
- 切片面包
- 茶匙

食物是靠什么动力经过消化系统的呢？如果是重力使食物自口腔向下运动，那么躺下之后食物又是怎样运动的呢？通过下面这个实验，你将找到这些问题的答案。

1 剪去细长气球的末端，使它变成一个又长又软的管道。

2 向气球中加入一茶匙（约5毫升）的食用油。

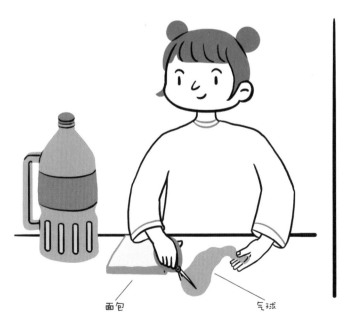

面包　　　气球

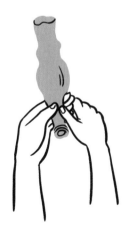

3 从面包片的中央撕一些面包，捏成一个弹珠大小的球形。

4 把面包球从气球的一端塞入。

5 用一只手挤压面包球后面的气球，然后这只手不动，另一只手移到这只手的前面接着挤压气球。

6 就这样两手轮流不停地挤压面包球后面的气球，会出现什么情况？

原来如此

随着你两手不停地交替挤压，面包球开始慢慢沿着气球向前运动。

这个活动模仿了消化道肌肉有节奏的波浪式收缩，从而推动食物穿过消化系统。食物从口腔吞咽下去后，首先经过连接口腔与胃的管道（食管）。吞咽下去的食物块叫食团，食团拉伸食道壁，引起食道壁波浪式的收缩。这种运动一直延续到整个消化道——食管、胃、小肠、大肠。整个消化道内壁都有一层光滑的物质（黏液），它能辅助食物的移动。黏液能保护消化道内壁，同时使食物的移动更顺畅，就像气球中的食用油一样。

尽管可能会感觉怪，但即使在躺着的情况下你也可以吃东西，这是因为食物从你嘴里进入到你的胃里并不需要重力。不管你是直立还是躺着，食道波浪式的收缩都能推动食物沿食道前进。

5 人为什么会放屁

一旦食物进入消化系统并被分解为身体能够吸收的营养物质后，你可能以为一切就算完成了，但事实并非如此。下面这个实验会告诉你原因。

所需材料

- 吸管
- 气球
- 胶带
- 剪刀

1 把吸管插入气球的开口。

2 用胶带把吸管固定在气球上，使吸管与气球紧密结合。

3 沿气球中部剪掉气球末端。

4 用嘴吹吸管，看看会出现什么情况。

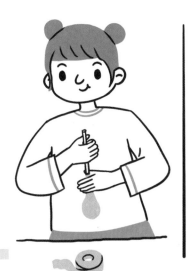
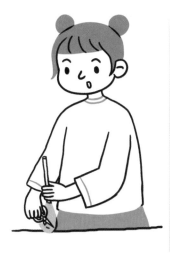
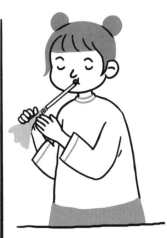

当你吹吸管时，空气会冲出气球，发出类似于放屁的声音。

你的大肠里有数 10 亿个微小的细菌。细菌都是没有叶绿素的单细胞生物，只能通过显微镜才能看见。食物进入肠道后，这些细菌会吃掉食物中无法利用的部分——主要是植物纤维，起到帮助食物分解的作用。细菌的代谢产物之一就是屁，屁的具体成分因食物来源不同而异，但主要成分为二氧化碳、氢气和甲烷等无味气体。如果你偶尔吃了豆类食品、花椰菜或大白菜，这些食物含有大量被称为硫的化学物质，于是就会在肠道里生成硫化氢，硫化氢气体会发出类似臭鸡蛋的气味。

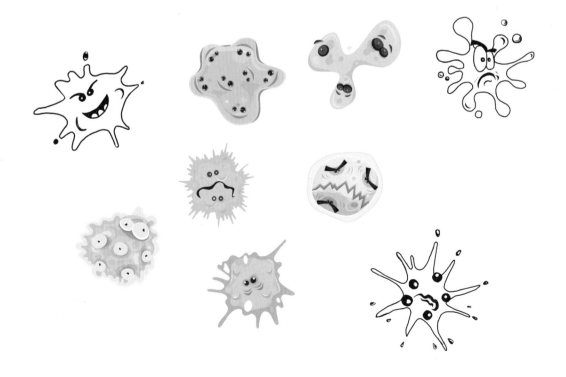

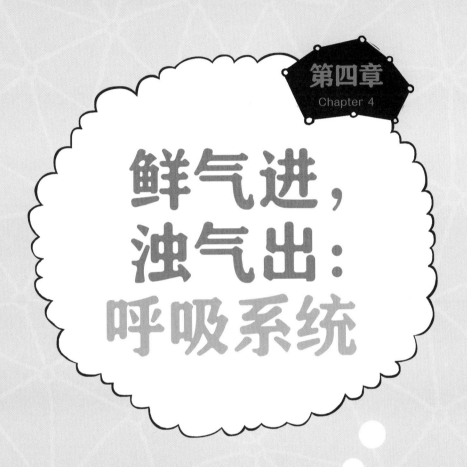

第四章
Chapter 4

鲜气进，
浊气出：
呼吸系统

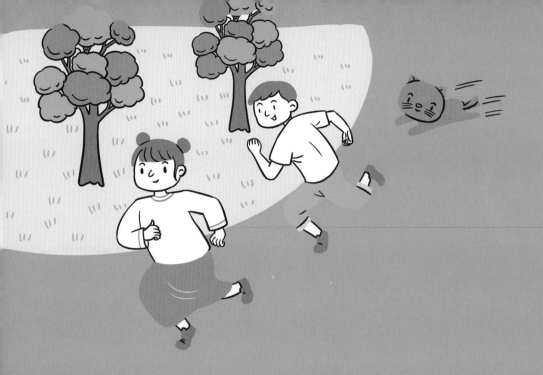

　　我们生活在空气的海洋里。氮气、氧气、二氧化碳，以及其他气体随着我们的每一次呼吸吸入或呼出我们的身体。地球大气中 78% 为氮气，21% 为氧气，二氧化碳和其他气体则不到 1%。

　　尽管空气中的氮气似乎对人体没有什么作用，氧气却是生命必不可少的，人类需要呼吸氧气才能生存。人可以在没有水的情况下维持几天，在没有食物的情况下维持几个星期，而人体如果缺少氧气几分钟就会死亡。

　　你将在本章研究人体的呼吸系统，一个让你吐故纳新的系统。

动手动脑

所需材料

- 遮蔽胶布
- 4升装的干净塑料罐
- 水
- 250毫升的量杯
- 记号笔
- 洗衣盆
- 吸管
- 60厘米长的橡皮管

1 你的肺能容纳多少空气

肺 是呼吸系统的重要器官，它们在我们吸气时把氧气带入身体，呼气时排出二氧化碳。但你知道肺到底能容纳多少空气吗？做做下面的实验来找出答案吧。

1 在塑料罐的一侧竖直贴上一条遮蔽胶布。

2 向塑料罐里注入2量杯（500毫升）水，然后用记号笔在遮蔽胶布的相应位置标注刻度。如法炮制，每添加2量杯水，标注出一个刻度，直到塑料罐装满为止。

3 向洗衣盆里注入大半盆水。

4 把吸管插入橡皮管的一端，用胶带把吸管与橡皮管连接的部位粘牢，使之不漏气。

5 一手捂住塑料罐的罐口，一手扶住侧面，快速把塑料罐翻转过来，使罐口浸在盆子里的水中，使罐中的水不流出来。移开捂住罐口的手，确保水不流出来，另一只手继续扶住罐身。

6 把未插吸管的橡皮管一端塞进罐口，注意遮蔽胶布上标注的水平面。

7 尽量深地吸一口气，然后再尽力把气吹进吸管，借助遮蔽胶布上显示的水平面的变化来测量你呼出的气体量。

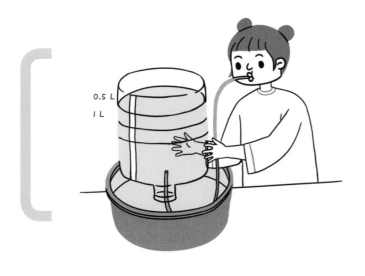

原来如此

随着你用力向外吹气，呼出的气体迫使部分水流出塑料罐。从罐中挤出去的那部分水的体积就等于你肺里空气的体积。

空气通过鼻腔和口腔进入呼吸系统。鼻腔里细微的毛起到过滤空气的作用，阻止颗粒较大的微粒进入肺。此外，鼻腔中的黏液也能粘住微粒，保持鼻腔细胞的湿润。空气通过鼻腔之后进入气管。气管分支为两个支气管，分别通往两侧的肺。支气管在肺里继续分为越来越小的细支气管，直到最后来到被称为肺泡的小气囊。在肺泡里，空气里的氧气被转移进血液，而二氧化碳被排出。

一名 10 岁大的男孩或女孩的肺最多

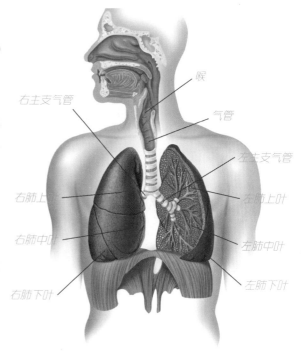

能容纳大约 10.8 量杯（2.7 升）的空气。一名成人最多可以呼出 21 量杯（约 5 升）的空气。尽管如此，你通常不会一下子用到这么多的空气。

·人体仓库·

人体可以储存很多东西。它能以脂肪的形式储存额外的食物能量，肝脏可以保留部分维生素，骨骼可以储存额外的矿物质。然而人体中没有哪个部位能储备超过几分钟的氧气。人没有食物可以存活几星期，没有水可以存活几天，但是没有氧气却存活不了几分钟。

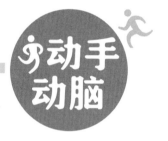

2 气体现形

你呼出的气体中也含有不少的氧气（约17%），正因为如此，你能用吹出的气去抢救一个呼吸几乎停止的人。但你呼出的气体中也含有4%的二氧化碳，二氧化碳是身体的代谢产物之一。怎样才能看到身体排出的二氧化碳呢？下面这个实验会教你一种方法。

所需材料

- 玻璃杯
- 蒸馏水
- 溴百里酚蓝（宠物用品店通常有卖，用来测试鱼缸的水质）
- 吸管
- 计时器

 在玻璃杯中倒入半杯蒸馏水。

2 往杯中加入几滴溴百里酚蓝，这时水应该变成浅蓝色。

3 把吸管插入水中。深吸一口气，含住吸管吹气，使气体通过气泡冒出水面。注意：不要喝水或者通过吸管吸气。

4 继续深吸气后对着吸管吹气2分钟。水的颜色有什么变化？

5 原地跑步5分钟，然后对着吸管吹气。水的颜色变化是否更快了？

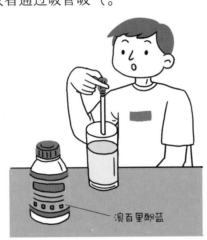

溴百里酚蓝

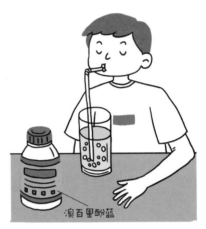

溴百里酚蓝

原来如此

　　用吸管在玻璃水杯里吹气几分钟以后，水的颜色会从浅蓝色变成绿色再变成黄绿色。运动之后再吹，你会发现水的颜色更容易发生变化。

　　溴百里酚蓝是一种酸碱性指示剂，在碱性或中性溶液里变蓝，在酸性溶液里则会变绿或黄绿。碱是一种尝起来有苦味的物质，能中和酸。酸是一种尝起来有酸味的物质，能中和碱。中性溶液既不是酸性也不是碱性。溶液的酸性越强，颜色越黄。当你呼气时，你会呼出二氧化碳气体，二氧化碳溶于水，形成一种弱酸——碳酸。碳酸使溴百里酚蓝变成绿色或者黄绿色。

运动时，你的肌肉细胞利用碳水化合物提供能量，同时生成二氧化碳气体。排放的二氧化碳气体进入血液，然后被运送到肺。当你呼气时，二氧化碳就会从你的身体中排出。运动 5 分钟后，你血液中的二氧化碳浓度更高，呼出的二氧化碳也更多，你用吸管吹气时玻璃杯中水的颜色变化得也更快。

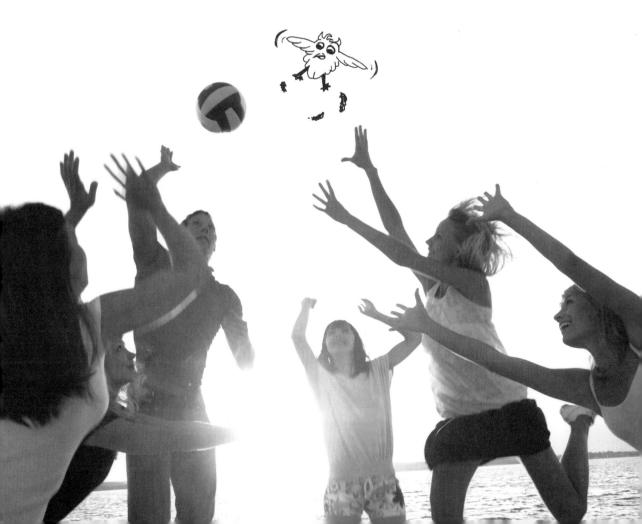

3

呼吸
的原理

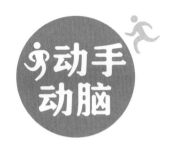

肺 本身没有肌肉，那么呼吸又是如何完成的呢？下面这个实验会告诉你答案。

所需材料
- 剪刀
- 2 升装的汽水瓶（空且干净）
- 钉子
- 2 个气球（一大一小）
- 塑料吸管
- 2 根橡皮圈
- 橡皮泥
- 胶带

注意：你需要一名成人助手。

1 请成人助手将汽水瓶剪成两半，上段约占瓶子的 2/3 长。实验只使用上段。

2 请成人助手用钉子在汽水瓶盖上钻一个洞，洞的大小应该与吸管直径相近。

3 沿大气球的开口处把气球剪断。

4 把吸管插入小气球开口，然后用橡皮圈固定位置，使之不漏气。

5 把固定在一起的小气球和吸管放入汽水瓶的上半段，使吸管未绑气球的一端穿过汽水瓶盖中间的洞，然后拧紧瓶盖。

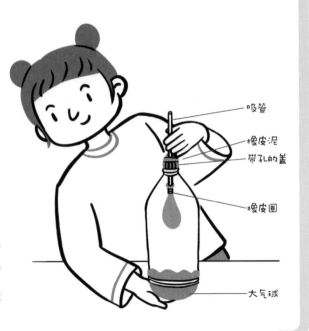

吸管
橡皮泥
带孔的盖
橡皮圈
大气球

6 用橡皮泥密封吸管与瓶盖间的缝隙，使之不漏气。

7 把大气球拉开，绷住汽水瓶底部，用另外一根橡皮圈绑住，然后再用胶带密封固定。

8 一只手握住瓶颈，另一只手朝下拉扯封住汽水瓶底的大气球。观察瓶中的小气球有何变化？

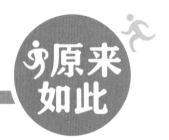

原来如此

当你朝下拉瓶底的气球时，瓶里的小气球会充气膨胀。

当你吸气时，位于你胸腔底部的肌肉层（横膈膜）开始收缩。横膈膜收缩时变平，下拉。于是你胸腔的容积增大，里面压力减小。当体外的气压比胸腔内的气压高时，空气通过你的口鼻冲入体内。这个实验就是模拟横膈膜（底部的气球）的收缩导致气体流入肺（瓶里的小气球）的过程。当你呼气时，横膈膜松弛，回到原先的形状，缩小了胸腔的容积，增加了胸腔内的气压，迫使肺里的气体沿着呼吸道冲出体外。

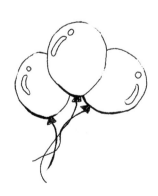

4

一呼一吸之间

你 可以有意识地向某些肌肉，如腹部的肌肉，发出信号，让它们开始工作。而有些肌肉，如心肌，则可以自动工作，你基至都不需要去想着它。与呼吸有关的肌肉则比较特殊，因为它们两种方式兼而有之。下面这个实验会告诉你其中的道理。

所需材料
- 秒表或带秒针的手表

1 以正常的频率进行吸气和呼气。

2 尝试加快或者减慢呼吸频率。你做得到吗？

3 深吸一口气，屏住呼吸。测试你能坚持多久。最后会出现什么情况？你有什么感觉？

其乐无穷

找几个朋友测试一下，看看谁屏住呼吸的时间最长？在屏住呼吸之前，试着用力吸气和呼气几次。看看之后你屏住呼吸的时间是否会更长一点。

计时器

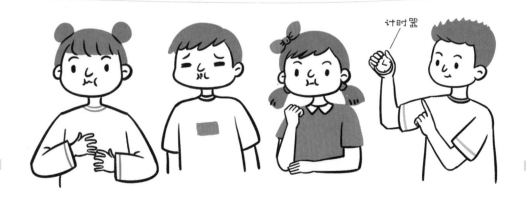

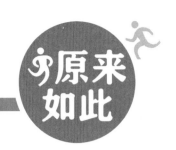

你可以轻易地随意改变呼吸频率。但是，如果你屏住呼吸，无论你费多大的力气去阻止，你最终都不得不吸气。在屏住呼吸前用力呼吸几次，你应该能屏得久一点。这是因为这样做时，你向血液中补充了更多的氧气，因此身体不会那么快地需要更多氧气。

你的呼吸频率可以随意控制，也可以自主控制。在向颈部供血的大血管附近有两个感受器，它们负责检查通往大脑的血液氧气浓度。如果大脑没有得到足够的氧气，这两个感受器会让身体加快呼吸频率。当你屏住呼吸，随着细胞的消耗，血液中的氧气量越来越少。当血液氧气浓度降到一定水平时，感受器发出痛苦的信号，迫使你吸气。

人体科学趣闻

·运动员为什么要去高原训练？·

在高海拔地区，如珠穆朗玛峰峰顶，那里的空气含氧量比海平面的空气含氧量少很多。刚来到这样的高度时，登山运动员的感受器会让他/她呼吸得更快，以弥补低氧浓度。

不过，等登山运动员在高海拔地区多待几天以后，他的身体会找到其他途径来为人体细胞获得更多的氧。其中一种途径就是身体会生成更多的红细胞。在一次珠峰探险活动中，研究人员发现登山者体内的红细胞比平时多出66%。更多的红细胞意味着血液能携带更多的氧，出现这种变化的快慢取决于海拔的高度。要适应2300米高的海拔需要两周时间，以后海拔每升高610米，适应的时间就再增加一周。海拔升高过快会导致头晕、昏厥，甚至死亡。

许多优秀的长跑运动员会在高海拔的地区进行训练，以增加体内红细胞的数量。红细胞增多之后，再回到低海拔的地区参加比赛，成绩会更好，因为增加的红细胞会向身体输送更多的氧。回到低海拔地区两到三周之后，他们体内的红细胞数量又会恢复正常水平。

5

鼻涕
也有优点

你 呼吸的空气不能直接吸入肺里，它首先必须被清洁处理。这就是你的鼻腔、咽喉和其他呼吸道内壁上的黏膜的任务。下面这个实验会让你对呼吸道黏膜有更多了解。

所需材料

- 白色卡片（长宽分别是 12.5 厘米、7.5 厘米）
- 黄油刀
- 蜂蜜

1 把白色卡片放在桌上。

2 用刀在卡片上抹一层薄薄的蜂蜜。

3 把卡片放到你不会碰到的敞开的地方，观察卡片上的蜂蜜。

4 过一周之后，再观察卡片上的蜂蜜，有什么变化吗？

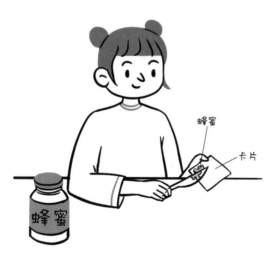

蜂蜜
卡片
蜂蜜

一个星期后……

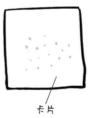

卡片

60

一周之后，卡片上的蜂蜜上会粘上许多细小的颗粒。

我们呼吸的空气不是很干净，其中就包括很多细小的灰尘颗粒。当你一周之后再观察蜂蜜时，你能看到蜂蜜上粘着许多这样的颗粒。呼吸系统需要在空气抵达肺之前先清除这些灰尘颗粒。灰尘颗粒遇到的第一道关卡就是鼻腔内的绒毛，它们能网住较大的灰尘颗粒。接下来，呼吸系统内壁还有丰富的纤毛细胞，它们能分泌黏液。这些黏液黏性很强，就像实验中的蜂蜜一样，灰尘颗粒会粘在上面。纤毛细胞的微小纤毛还能把粘在呼吸系统黏液上的尘粒扫出去。当你擤鼻涕时，在清除黏液的同时，你也清除了被呼吸系统黏液所拦截的灰尘颗粒。

黏液这种透明液体还含有特殊的化学物质，能杀死空气中的细菌。当你患感冒或其他感染时，这些被杀死的细菌会使黏液呈现黄色或者绿色。

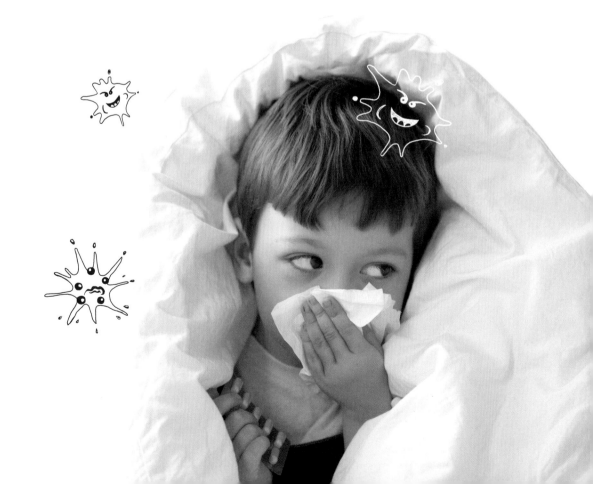

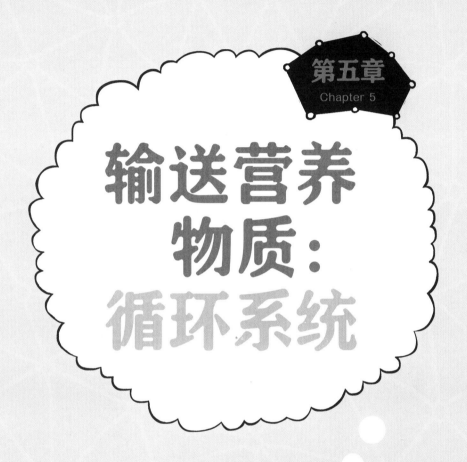

第五章
Chapter 5

输送营养
物质：
循环系统

所有的生物都需要营养物质才能生长和繁殖。最早的生物体生活在海洋里，这些单细胞生物一直被海水包围，海水中的氧以及其他营养物质直接从水里进入这些原始的细胞。一旦进入细胞内，营养物质就被运送到细胞的各个部分，细胞产生的代谢物也以类似的方式排出体外。环绕的海水就是细胞的运输系统，能为细胞带来需要的氧和其他营养物质，并带走代谢物和二氧化碳。

人类和其他更大的生物体利用一个被称为循环系统的特殊运输系统来输送营养物质和氧到细胞并排出代谢物。这个必要的系统有很多的功能，能完成许多任务。它能把身体某个部位细胞产生的化学信号输送到其他很远的细胞，它能在全身传递热，它能帮助身体维持合适的体液水平，它还能在微生物入侵身体时运送机体的防御武器。

无论循环系统简单还是复杂，它们对生物体的生存都至关重要。在本章里！你将有机会研究身体的循环系统，并了解其工作原理。

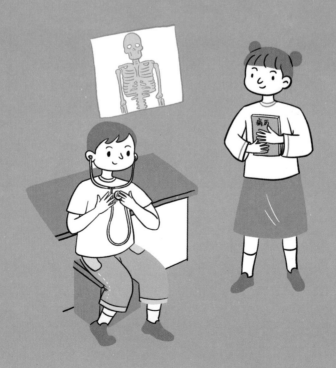

1
自制听诊器

听诊器是医生和护士用来聆听心脏搏动的仪器。通过下面的实验来自制一个听诊器,并用它来听听你的心脏。

所需材料

- 一 米长的橡皮管
- 漏斗
- 胶带
- 计时器或带有秒针的手表

注意: 你需要一名助手。

1 把橡皮管套入漏斗底端,如果漏斗与橡皮管口径不合,用胶带封牢。

2 把橡皮管的另一端举到耳边,把漏斗置于你的心脏位置。如果你没有立即听到什么声音,不要着急。慢慢在胸部上移动漏斗,找到搏动声音最响的位置。描述你听到的声音,并用计时器来数一数一分钟内你心跳的次数。

3 然后用这个自制的简易听诊器来听听助手的心跳,让助手用漏斗抵住他/她自己的胸膛。助手的心跳声音与你的一样吗?

4 请你的助手原地跑2分钟,然后再听听他/她的心跳。运动一结束,立即数他/她每分钟的心跳次数。数完之后,过5分钟再数一次。你的助手跑步后的心跳声音有变化吗?跑步后与平静时每分钟的心跳次数一样吗?

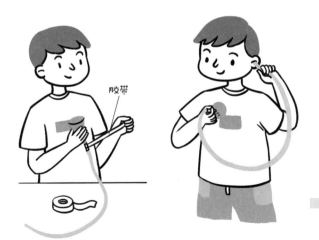

胶带

你的助手的心脏在运动刚刚结束时比休息时跳得更强烈，频率也更快。运动结束几分钟以后，心跳会逐渐缓慢下来，恢复正常水平。

运动时，肌肉需要更多的氧。为了满足这个要求，心脏会跳得更快，增加血液流动，为肌肉提供营养素和氧。心率增加的量取决于运动的类型和时间长短。

剧烈运动比非剧烈运动增加的心率幅度更大，每搏输出量（心脏每次搏动输出的血液量）也更多。在剧烈运动中，更快的心率和增加的每搏输出量相结合能使心脏泵出的血液达到静止时泵出量的4倍。优秀耐力运动员的循环系统运动时泵出的血液甚至能比静息时高出8倍。

人体科学趣闻

·定期运动的好处·

如果一个人定期运动，那么他/她在运动时，心脏和循环系统就能更好地满足身体的血流需要。每天持续运动至少20分钟，每周3次，可以使身体得到很好的锻炼。有规律的运动会降低静息心率，增加每搏输出量。这是因为心脏的效率变得更高，每次搏动输出的血液更多。此外，定期运动还能使身体的肌肉更充分地利用血液带来的氧。

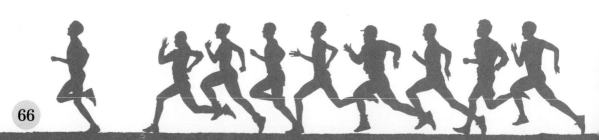

所需材料

- 计时器或带秒针的手表

1 左手举到胸前，掌心向上。

2 右手三指指尖搭在左手腕内侧大拇指根部下面，你可能需要稍微转动手臂才能感觉到脉搏。

3 用计时器数一分钟脉搏次数。

其乐无穷

在一天的不同时段测量你的脉搏频率。例如，在早上刚刚起床时，在上体操课时，在考试前，在看电视时，或者在与朋友玩耍时。这些不同时段的心率有何不同？

2

我也会"把脉"

另外一种测量心率的办法就是摸脉搏。下面这个实验教你如何更好地"把脉"。

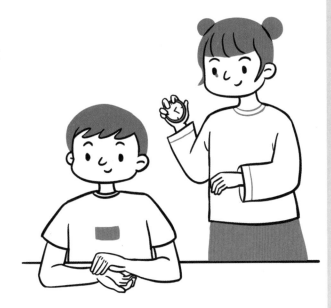

感觉脉搏其实就是感觉心脏搏动迫使血液通过动脉（动脉是把血液带离心脏的血管），因此脉搏的频率就是心跳的频率。

心脏、血液、血管构成了循环系统，负责向全身分配氧和营养物质等数百种保障生命的物质。血液循环始于心脏。心脏是一个肌肉囊腔，差不多每秒钟自我收缩一次，促使血液在全身血管循环流动。

心脏实际上有两个泵。左侧的泵把血液送入主动脉（离开心脏的大血管），然后依次进入动脉、动脉分支以及毛细血管（身体最小的血管），最后进入身体的各种细胞。动脉血向细胞输送氧，然后带走二氧化碳。在返回心脏的路上，血液流经分支静脉（把血液带回心脏的血管）、主静脉、腔静脉，最后通入心脏的右侧。右侧心脏再把血液泵入肺，在那里血液获得新鲜的氧气供应并释放二氧化碳。然后血液很快回到心脏的左侧，开始下一次循环。

人体科学趣闻

如果你身上所有的血管首尾相连，你觉得会有多长？超过16万千米！没想到吧。人体的血管是一个令人叹为观止的运输网络。一名成人的毛细血管总数在300亿根以上，长约11万千米，足可绕地球2.7圈。

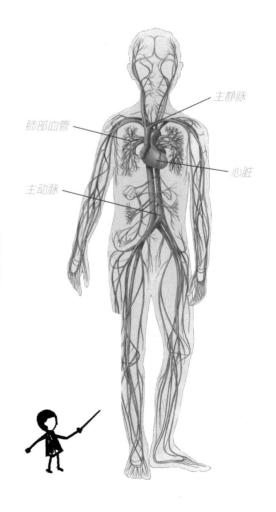

主静脉

肺部血管

心脏

主动脉

3

假血

血液是循环系统很重要的组成部分。它含有向细胞输送氧气并带走二氧化碳的红细胞，能抵抗疾病的白细胞，以及能使血液凝固的血小板。所有这些血液成分都悬浮在被称为血浆的液体中。在下面这个实验里我们将学习如何配制假血。

所需材料

- 汤匙（约 15 毫升）
- 白色玉米糖浆
- 杯子
- 少量水
- 牙签
- 红色食用色素
- 玉米淀粉
- 酱油

1 在杯子里加入 2 汤匙（约 30 毫升）的白色玉米糖浆。

2 然后再加入一汤匙（约 15 毫升）的水，用牙签搅拌。

3 向杯子里加入 2 滴红色食用色素，再次用牙签搅拌。

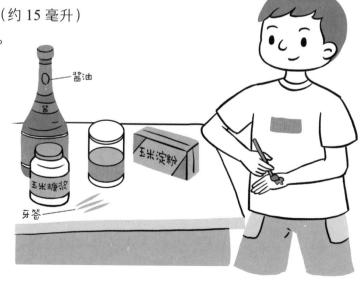

4 在混合物中再加入少许玉米淀粉和几滴酱油，再用牙签搅拌直到所有物质混合均匀。

5 放一点调配好的混合物到手背上，它看起来像什么？

其乐无穷

取一茶匙（约5毫升）你刚才配制好的假血混合物加入到一汤匙（约15毫升）的凡士林中，用牙签混合均匀，用这种混合物在你手背上做出一个一元硬币大小的斑块。从餐巾纸上撕下比硬币稍小的一个小圆圈放在手背上的混合物上，然后在餐巾纸上再加一层薄薄的混合物，再用可可粉撒在上面盖住这块区域。现在它们看起来像什么？实验结束后，用纸巾擦掉手背上的假痂。

原来如此

你做出来的混合物看起来很像血液。这个实验中做假血的配方与拍电影时所使用的配方差不多。

真正的血液是一种成分很复杂的物质。血液中一半以上是血浆，也就是血液的液体部分，主要是盐水。其他就是各种血细胞：红细胞占血液的45%，它们负责向细胞输送氧气并带走二氧化碳；帮助身体抵抗感染和疾病的白细胞只占不到1%；剩下的就是血小板。

血小板通过帮助血液凝固形成痂，从而使伤口愈合。无数脆弱的血小板沿血管流动，一旦遇到伤口处撕裂的血管

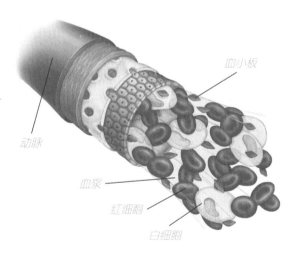

血小板
动脉
血浆
红细胞
白细胞

血液的组成

等粗糙的表面，血小板就会分解，释放出一种能形成细蛋白丝的化学物质。这些蛋白丝包裹在受损的区域，网住血细胞，形成凝块，封住皮肤的伤口。凝块能挡住红细胞，但却允许白细胞经过，使之抵达伴随伤口出现的感染部位。

· 血型 ·

真正的人血无法替代。不过,有一些物质能在短时间内起到血液中某些特定成分的作用。例如,一种被称为人造血的实验性化学物质正在测试之中。实验表明当人造血被加入血液中,它能以类似于红细胞的方式输送氧气。如果一时无法获得真血,这种人造血可以在短时间内起到替代的作用。

在发生事故后或者手术过程中,如果一个人需要很多血,唯一的办法就是输血。输血时,血液从一个人的身体中提取出来,并输入到另一个人体内。不过,在输血前,一定要保证供血者与受血者的血型匹配。

血型分 4 大类:A 型、B 型、AB 型和 O 型。不同类型的血液,其红细胞表面的抗原不同,A 型血有 A 抗原,B 型血有 B 抗原,AB 型血有 A 抗原和 B 抗原两种抗原,O 型血的红细胞表面没有抗原。

当血液从一个人的体内抽出输送到另一个人的体内时,身体利用这些抗原来识别所需的正确血液。如果 A 型血被输入 B 型血个体,受血者身体无法识别 A 型血表面的抗原,就会把这种错误的血型当作入侵者并产生抗体。抗体是一种特殊的蛋白质,是对血液中出现异物的一种反应。生成的抗体促使血液凝固,最终导致受血者死亡。因为 O 型血没有抗原,它可以为任何人提供血液而不会出现问题。如果一个人是 AB 型血,即血液既有 A 抗原也有 B 抗原,那么他 / 她可以接受 A 型、B 型、AB 型和 O 型血液。

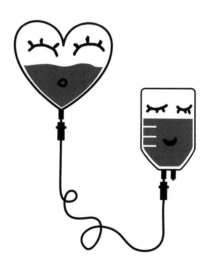

4

血管

现在，你已经了解了血液如何携带氧和营养物质到细胞并带走二氧化碳和其他代谢物。你也知道了心脏如何推动血液循环。但是你了解血液流经的管道吗？下面这个实验会让你对血管有更多的认识。

所需材料

- 手电筒
- 镜子
- 放大镜

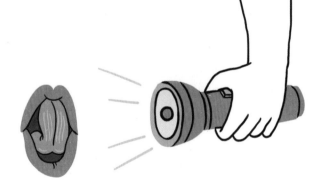

1 把手电筒的光对着镜子。

2 通过镜子看你舌头的下面。你观察到什么？

3 把眼睛下方的皮肤朝下拉，通过镜子仔细观察。

4 分辨线条的大小和颜色，其中粗的蓝色线条是静脉，粗的粉色线条是动脉，细的线条是毛细血管。

5 用放大镜仔细观察这些线条。

其乐无穷

观察身体的其他部位。你还能在哪里找到静脉、动脉和毛细血管？

观察你的舌下和眼睛下方的皮肤，你会看到粗细不一的线条。这就是你的静脉、动脉和毛细血管。

血液从心脏流出，经动脉、毛细血管和静脉流遍全身。使血液流出心脏的动脉壁厚、有弹性，每次心脏搏动，血液冲出时，管壁扩张，你摸脉搏时就会感受到这种动脉的扩张。心脏每次搏动后，动脉壁的弹性收缩将进一步推动血液在血管中前进。

主动脉的血流向越来越小的动脉分支，最后来到毛细血管。毛细血管是身体最细小的血管，由紧贴体细胞的一层血管细胞组成。在毛细血管中，来自血液的氧气和营养物质被转移进体细胞，而体细胞产生的二氧化碳以及其他代谢物被转移进血液。

毛细血管合并，逐渐变大形成静脉。把血液带回心脏的静脉壁薄，内有单向的瓣膜。这些单向瓣膜就像一扇扇的门，它们允许血液流向心脏，并能阻止血液倒流。

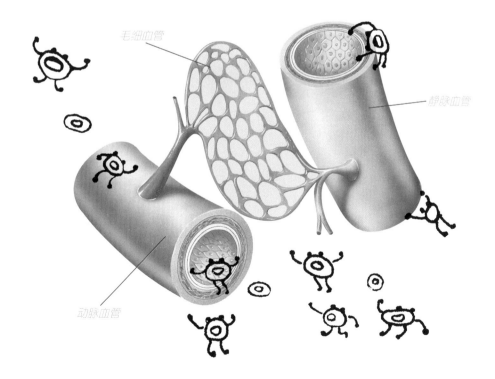

毛细血管

静脉血管

动脉血管

第六章
Chapter 6

运动自如：
肌肉系统

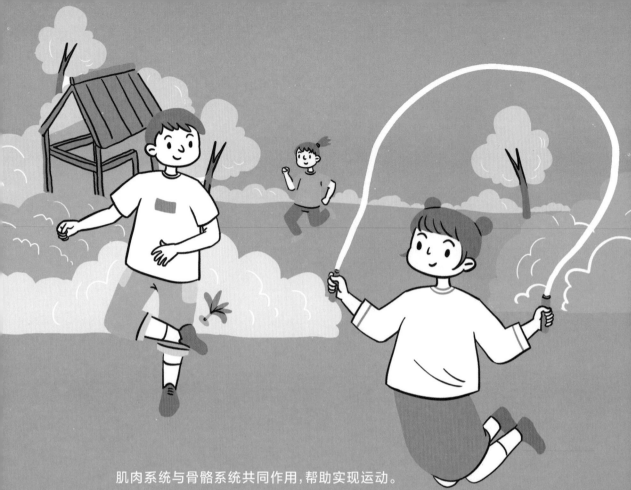

　　肌肉系统与骨骼系统共同作用,帮助实现运动。肌肉拉动骨骼,从而移动身体的各个部位,于是你既可以走,也可以跳。

　　人体有各种类型的肌肉。帮助你运动的肌肉称为骨骼肌,它们可以使你举起重物、跑步、跳跃、书写以及与家人一起郊游等。此外,你能做出微笑、皱眉、眨眼等表情都是骨骼肌的作用。平滑肌帮助你吞咽,控制食物沿消化道前进,使你内脏发挥正常功能。心肌促使你的心脏搏动泵血。

　　部分肌肉,如移动骨骼的骨骼肌,受意志控制,称为随意肌。其他肌肉,如心脏和消化系统的肌肉则可以自主运动,不需要你有意识地控制,因此也称之为不随意肌。

　　你将在本章学到更多有关人体肌肉的知识。

所需材料

- 体重秤
- 铅笔
- 纸
- 楼梯
- 米尺
- 秒表或带秒针的手表
- 计算器

1

肌肉有什么用

你的肌肉协助你完成各种运动，其中包括走和跑。做做下面的实验来测试一下你的肌肉做了多少功。

1 用秤称你的体重，并记录在纸上，重量单位为千克。

2 用米尺测量楼梯的垂直高度，单位为米。首先测量一级台阶的高度，然后乘以台阶的数量，就是整个楼梯的高度。把结果记录到纸上。

3 用秒表测量你走完这段楼梯所需的时间。一步一个台阶地走。在纸上记录所花时间，单位为秒。

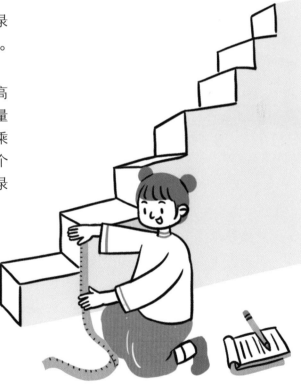

4 用计算器以及步骤 1~3 的结果做如下计算：

(1) 计算你受到的重量。重力（牛顿）= 质量（步骤 1 测出的数）× 重力加速度（9.8 米 / 秒^2）。牛顿是力的单位，在这个实验里，就是你上楼梯必须要克服的重力。

(2) 计算你上楼梯所做的功，单位是焦耳。公式如下：功 = 重力（步骤 4 得出的牛顿数）× 距离（步骤 2 计算出的楼梯高度）。

(3) 计算你上楼梯消耗的功率，单位为瓦特。公式如下：功率 = 功（步骤 4 得出的焦耳数）÷ 上楼梯所花的时间（步骤 3 的秒数）。

其乐无穷

重复这个实验，不过这次需要你跑上楼梯。分别计算一下，与上次相比，这次你做的功和功率有何变化？你知道变化的原因吗？

原来如此

在这个实验中，你走上一段楼梯并计算你身体完成这个任务所耗的功率。例如，如果你体重 35 千克，用 15 秒走上 8 米高的楼梯，结果将是：

(1) 重力 = 35 千克 ×9.8 米 / 秒^2 = 343 牛顿

(2) 做功 = 343 牛顿 ×8 米 = 2744 焦耳

(3) 功率 = 2744 焦耳 ÷15 秒 = 183 瓦特

中等身材的人匀速爬一小段楼梯所耗的功率为 150~200 瓦特。

你在这个实验中走楼梯时做了功，因为你必须克服重力（重力是由于地球的吸引力而使物体受到的力）。其实做功的是你腿部和臀部的肌肉，它们移动你的骨骼，把你的身体一级一级地抬上楼梯。人体大约有 640 块肌肉，占身体体重的 1/3。最大的肌肉是臀部的臀大肌，与大腿后部相连。

动手动脑

所需材料

⊘ 直背无扶手的椅子

2 肌肉不是万能的

人体的肌肉能完成许多任务，但它们绝不是万能的。在下面这个实验中，试着让你的肌肉去做一些看起来很容易的事。

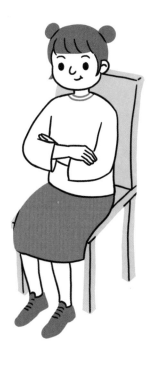

1 坐到椅子上，后背靠住椅背，脚平放地面。

2 胸前交叉抱手。

3 保持脚底着地、后背挺直、双手交叉的姿势，试图从椅子上站起来。

其乐无穷

请几位朋友一起来做这个动作。他们都能完成这个动作吗？

原来如此

在这个实验中，如果保持这个姿势，你是站不起来的，不管你用多大的力气。

身体处于坐姿时，重心在脊椎根部。重心就是重力作用集中的地方。当你试图站立时，如果后背挺直，你就阻止了重心向脚转移，而只有把重心转移到脚，使身体获得支撑之后，你才能站立起来。

人体的腿部肌肉没有强大到能抗衡这种姿势所形成的重心失衡，因此你会牢牢地粘在座位上，站不起来。

3 手指为什么能伸能屈

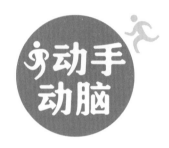

你 在运动时并不仅仅依靠肌肉。肌肉通过肌腱附着在骨骼上。让我们通过下面这个实验来进一步了解肌腱。

所需材料
- 锋利的刀
- 生鸡爪（可以在菜场买到）
- 尖嘴钳
- 橡皮手套

注意: 你需要一名成人助手。

1 观察你的左手腕内侧。揉搓你左手掌根部位，能看见或者触摸到绳索状的肌腱吗？

2 请成人助手用刀切开鸡爪根部的皮肤，露出鸡爪白色的绳索状肌腱。

3 戴上橡皮手套，一只手握住鸡爪，另一只手用尖嘴钳夹住其中一根肌腱。

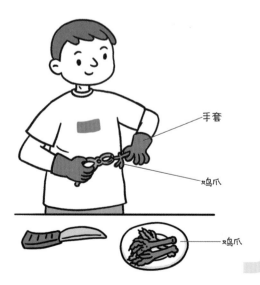

手套

鸡爪

鸡爪

4 慢慢地朝外拉肌腱。看看鸡爪会出现什么情况？

 5 夹住另外一根肌腱朝外拉。这次又会出现什么情况？

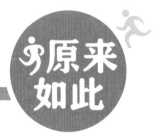
原来如此

使你手指弯曲的部分肌肉位于你的前臂。肌腱（连接肌肉与骨骼的致密结缔组织）从这些肌肉穿过你手腕内侧，连接到你的手指。当你触摸手腕内侧时，你能感觉到这些肌腱。它们的作用原理与鸡爪中的肌腱类似。当你拉动一根肌腱时，鸡爪的趾头会弯曲；当你拉动另外一根肌腱时，鸡爪会伸展变平。

人体的每一块骨骼至少附着有两块肌肉，分别位于骨的两端。这是因为每块肌肉同一时间只能在做一种动作——收缩或舒张。当一块肌肉收缩，牵拉与之相连的肌腱时，与它相对的肌肉就舒张。要使骨骼回到原先的位置，相对的肌肉收缩牵引肌腱，同时第一块肌肉舒张。

动手动脑

4

伸伸手，弯弯腰

所需材料

🐾 铺有地毯的地板

肌肉和肌腱必须要很柔和（能弯曲和伸展）才能履行职责。有些人的肌肉和肌腱比其他人更柔和，因此他们也能伸得更远，弯得更低。通过下面的实验来测试一下你肌肉的柔韧性。

其乐无穷

请几位朋友一起参与这个活动。他们是否都够得着脚掌甚至伸得更远？年轻人和老年人相比，谁的身体更柔和？男孩子和女孩子相比，谁的身体更柔和？

1 坐在地板上，双脚向前伸直。

2 双手置于大腿上，手臂伸直。

3 缓慢呼气，同时弯腰，双手沿大腿滑向脚掌，尽可能向前伸手。你的手能够得着脚掌吗？

4 每天在早上和睡前练习这个动作，坚持两周。每次伸展时，从 1 数到 10 再放松。在两周结束后，你是否能伸展得更远？

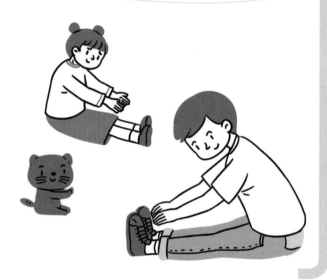

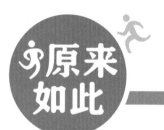

原来如此

很多人第一次做这个动作时都很难摸到脚掌。不过，通过练习，人人都能提高身体的柔韧性。

剧烈运动可能会造成肌肉酸痛或肌

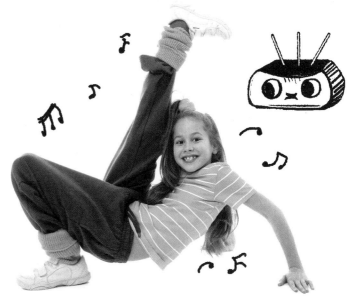

腱损伤，这是因为肌肉收缩得太强烈。通常，每天做伸展运动以及运动前后的伸展练习能为肌肉和结缔组织热身，增加它们的氧和营养物质的供应，并保持肌肉健康，促进柔韧性。

动手动脑

所需材料

- 桌子
- 椅子
- 网球
- 计时器或带秒针的手表

5

肌肉疲劳

想你上次爬陡坡的情景。你的腿部肌肉是否变得很疲劳酸疼？下面这个实验会告诉你肌肉疲劳的原因。

1 坐在椅子上，一手前臂平放在桌上，掌心向上。

2 用桌上的这只手握住网球，开始计时。

3 用最大的力气握紧掌心的网球，然后张开手。

4 在 30 秒时间内尽可能多地重复这个动作。每次放松时手掌要全部打开，让网球静止在掌心，然后再使劲握住网球。

5 休息 30 秒，继续练习。再做 4 组练习后，会出现什么情况？

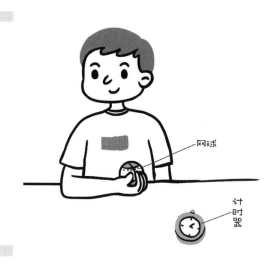

网球

计时器

其乐无穷

尝试其他重复性活动，看看是否有同样的结果。例如，站立的同时，手握一本书在体侧，举起手臂直到书与地面平行，然后放下再重复。在 30 秒内尽可能多地重复这个动作。休息 30 秒后，再继续做 4 组练习，看看手臂是否会出现握网球实验后同样的疲劳情况。

原来如此

手用力握网球多次之后，你的上臂肌肉会开始出现疲劳，你握球的速度也会慢下来。疲劳就是肌肉因为反复收缩而出现功能衰减。当肌肉一遍又一遍地收缩去完成某个动作时，它不断地消耗氧气和营养物质，同时产生二氧化碳和其他代谢物。如果肌肉收缩的时间足够长，它最终会耗尽正常工作所必需的氧气和营养物质，无法及时地排出过多代谢物和二氧化碳。需要的物质无法得到满足，多余的代谢物不断堆积，两种原因共同作用，结果肌肉感觉疲劳，行动也变得迟缓了。

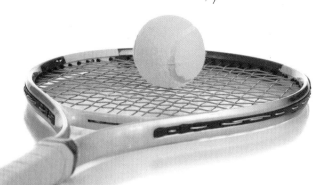

第七章

支撑起来：
骨骼系统

某些动物，如昆虫，它们的身体周围有起支撑作用的骨骼。这类骨骼被称为体外甲壳或者外骨骼。其他动物，如人类，起支撑作用的骨骼在体内，这类骨骼称之为内骨骼。

　　人体所有的骨组成骨骼系统。骨骼有几种功能。除了形成身体的架构，它们还能保护人体重要的器官。例如，颅骨保护大脑。骨内部的组织（骨髓），能生成血细胞并存储脂肪。此外，骨里还能容纳神经，并与肌肉共同作用帮助我们运动。

　　骨可以分成两大类：一类为密质骨，由坚硬而致密的物质组成，如股骨就是密质骨；另一类为松质骨，由更轻、更疏松的物质构成，肋骨就属于松质骨。

　　关于骨骼大有学问，本章的实验将帮助你了解骨与骨骼系统。

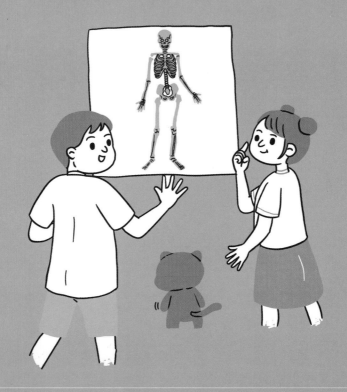

动手动脑

所需材料

- 从煮熟的鸡肉里取出的鸡骨头（最好是鸡腿骨）
- 玻璃罐
- 白醋
- 水

注意：你需要一名成人助手。

1 请成人助手将鸡骨头上的鸡肉清理干净，然后洗净。

1

会弯曲的骨头

在 太空待了很长时间的宇航员发现：回到地球以后，他们变得很虚弱，甚至连直立都很困难。这是怎么回事？让我们通过下面这个实验来一探究竟吧。

2 尝试弯曲清洗干净的骨头，你能把它弄弯吗？

3 把鸡骨头放进玻璃罐，罐里倒入足量的白醋，直到鸡骨头完全被淹没，不要盖玻璃罐盖子，静置 2 天。

4 2 天后倒出罐里的醋，换上等量的新鲜白醋，再静置 2 天。这样每 2 天重复一次，总共持续 8 天。

5 8 天后倒出罐内的醋，用水把骨头冲洗干净，观察鸡骨头有何变化。现在你能折弯这根鸡骨头吗？

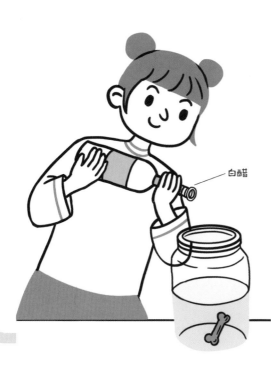

白醋

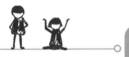
鸡骨头在醋里浸了8天之后，你应该能折弯它了。

醋是一种酸，这种尝起来酸酸的物质能中和碱。在这个实验中，醋与骨头中的钙发生了化学反应。钙是身体里一种重要的矿物质（一种无生命的自然存在的物质），能使骨头变得强壮。醋溶解了钙，将它从骨头中清除出去，于是骨不再强壮，可以轻易折弯。

缺乏锻炼也会使钙从骨骼中流失。正因为如此，一些宇航员刚回到地球时，骨骼都很脆弱。

人体科学趣闻

太空零重力环境会干扰人体的微妙平衡。在地球上，人的身体每天无时无刻不在克服重力，甚至连站立和行走都不例外。为了适应这种环境，人体的骨骼和肌肉都要保持强健。但是，如果长时间待在太空，因为没有重力去克服，肌肉会变得虚弱，骨骼变轻，钙质流失。幸好人体不会像实验中的鸡骨头一样丢失所有的钙质。尽管如此，几名在太空待了几个月的俄罗斯航天员在顺利完成任务后返回地球时，发现他们的骨骼几乎无法支撑起他们的身体。仔细检查后发现，他们的骨骼因为钙的大量流失而变得很脆弱。在回到地球一段时间后，这些航天员的肌肉和骨骼最终都恢复了强健。今天，待在太空的宇航员每天都要进行锻炼，以避免他们的肌肉和骨骼功能退化。

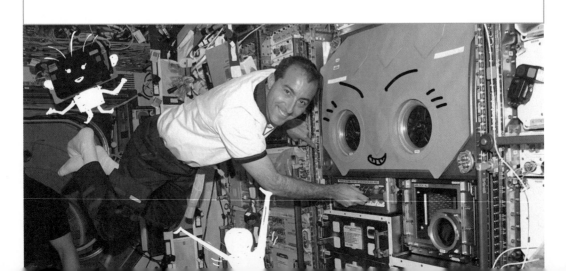

2 自制骨架模型

你是否想过你的骨架会是什么样子？在下面这个实验中，我们来一起尝试制造一个骨架模型吧。

所需材料

- 打孔机
- 小的泡沫塑料盘
- 19 根毛根，每根长 30 厘米
- 24 根意大利车轮面
- 剪刀
- 直尺
- 塑料饮水杯（375 毫升）
- 12 根塑料吸管
- 纸板
- 铅笔

注意: 你需要一名成人助手。

1 用打孔机在泡沫塑料盘的边缘打两个相邻的洞。用一根毛根穿过这两个洞，然后把末端拧在一起。塑料盘代表颅骨，毛根代表脊柱。

2 穿 7 个车轮面在毛根上。它们分别代表脊柱上的 7 节颈椎。

3 再取一根毛根，对折，中心点位置包住刚才的 7 根车轮面下端的脊柱毛根，扭紧，并且使两端分开成直角，作为后面要用到的骨架的手臂。

4 再穿 12 根车轮面在脊柱毛根上。它们分别代表脊柱的 12 节胸椎。

5 在每节胸椎通心粉的一侧绑上 1 根毛根，从椎骨前面绕成圈，把另一端绑在椎骨的另一侧。把这些毛根剪成不同的长度，使圈的尺寸越来越大，即最上面的毛根圈最短，而最下端的毛根圈最长。这些毛根圈代表肋骨，它们围在一起形成胸腔。

6 在代表脊柱的毛根上再穿 5 根通心粉，它们代表脊柱上的 5 节腰椎。

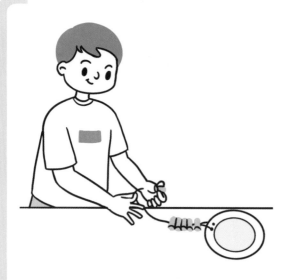

2根吸管，每根9厘米长。把吸管分别套入这根毛根的两端，毛根下端拧弯以防止吸管滑落。这两根吸管分别代表胫骨和腓骨。如法炮制完成另一只脚的胫骨和腓骨。

12 回到步骤3成直角的毛根两端，以完成腿部骨骼类似的方式完成手臂骨骼。剪2根塑料吸管，每根长10厘米。把吸管分别套入毛根的两端，毛根末端拧成一个钩子防止吸管滑落。这2根吸管代表肱骨。

7 请成人助手把塑料饮水杯的上部（2厘米）剪下，做成一个圆筒，代表骨盆，即臀部的骨骼。

8 用打孔机在圆筒的上缘间隔均等地打3个孔。

9 把代表脊柱的毛根穿过其中一个孔，然后拧在一起，牢牢地固定在圆筒上。

13 把1根毛根对折，中心点围绕步骤12的一个钩子扭紧。剪2根吸管，分别长9厘米。把这2根吸管分别套入这根毛根的两端，然后拧弯毛根末端固定吸管。这2根吸管分别代表尺骨和桡骨。如法炮制完成另一只手的尺骨和桡骨。

10 把1根毛根剪成两半，分别绑在圆筒剩余的2个孔上。剪2根塑料吸管，每根10厘米长。把吸管套入毛根，然后把吸管下面的毛根拧成一个钩子防止吸管滑落。2根吸管分别代表2根股骨。

11 再拿一根毛根对折，中心拧在步骤10的其中一个钩子上。剪

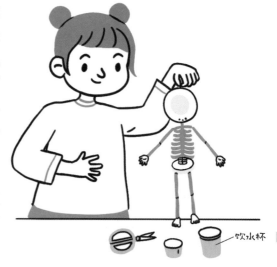

饮水杯

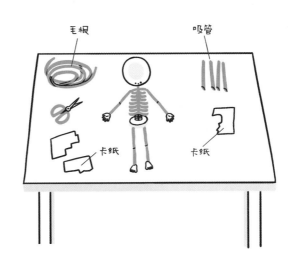

毛根

吸管

卡纸

卡纸

14 用纸板剪出手和脚的形状，然后在剪好的纸板上打孔，把纸板与骨架连在一起。用铅笔划出骨架上面的脸。

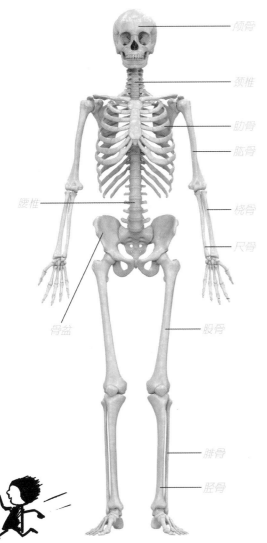

颅骨

颈椎

肋骨

肱骨

腰椎

桡骨

尺骨

骨盆

股骨

腓骨

胫骨

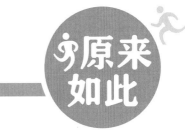

原来如此

你的模型看起来像一幅真正的骷髅。

人体有 206 块形状和结构不同的骨，其中绝大部分位于手和脚，这使得人体的手脚能完成一些非常复杂的运动。比较你自制的骨架与左面的示意图，你能找出每一块骨头吗？

3

骨骼为什么那么硬

骨骼的成分由 30% 的有机质和 70% 的无机质所组成，而 70% 的无机质当中磷酸钙占了 95%。简单说，钙质占骨骼的 65%~70%，是骨的主要成分。所以人体的骨骼才会那么坚硬。除此以外，骨骼坚硬的原因还与它的构造有关。让我们通过下面这个实验来一探究竟。

所需材料

- 2 个手纸卷筒
- 厚重的书

1 把一个手纸卷筒横放在桌上。

2 把书放在卷筒上，会出现什么情况？

3 把第二个手纸卷筒放在桌上，不过这次要竖着放。

4 再把书放到卷筒顶部，又会出现什么情况？

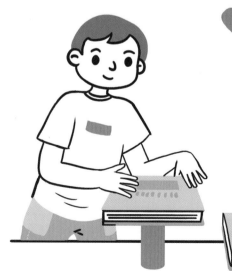

其乐无穷

在竖放的手纸卷筒上再放上第二本书，会出现什么情况？卷筒在压弯前最多能承受几本书的重量？

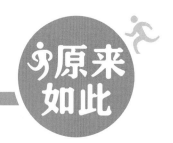
横放的手纸卷筒被这本书轻易地压扁。但竖放的卷筒则可以轻松支撑起这本书。事实上，竖放的卷筒可以承受好几本书的重量而不弯曲或破裂。

绝大多数的骨都不是实心的，而是空心的管道，就像手纸卷筒一样。空心管与同样大小的实心管相比，其坚固程度相差不大，但重量却要轻很多。空心结构通常用于抗衡物体两端的拉力，例

如自行车的车架和人体的腿骨。腿骨的两端都受到重力的下拉作用。

骨表面的骨密质使中空的骨很结实。骨骼由被称为软骨组织的纤维组织构成。随着骨骼的形成和生长，钙和磷等矿物质在软骨组织中沉积，这些化学物质使骨骼变得很坚硬。骨骼里面还含有其他部分，如神经、脂肪和生成血细胞的骨髓，它们不会增加骨骼的强度。

动手
动脑

所需材料

● 牛大腿骨
● 烤盘
● 放大镜
● 削尖的铅笔

4

骨骼的
内部结构

你可能已经知道骨的外部形态，但它们的内部又是什么样子的呢？让我们通过下面这个实验来进一步了解骨的结构。

1. 在超市的肉类柜台或肉店里，请店员将一根牛大腿骨纵向锯成两半，然后打包带回家。

2. 回到家后打开包裹，把两半牛大腿骨放在烤盘上。

3. 用放大镜观察牛大腿骨的各个组成部分。

4. 用铅笔尖戳牛大腿骨的各个部位。哪里最硬？有没有很软的部位？

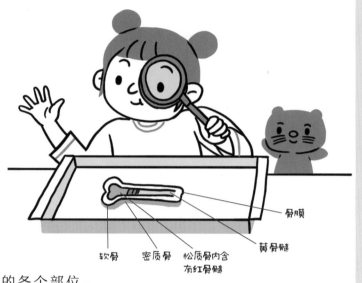

软骨　密质骨　松质骨内含有红骨髓　黄骨髓　骨膜

原来如此

　　我们通常会误以为骨是一种实心的坚硬结构。从这个实验中，你会看到骨其实是由许多不同类型的物质构成的。骨的某些部分很硬，但有些部分却很软。在放大镜下，骨的各个组成部分有着显著的差异。

　　就像牛的大腿骨一样，人的大腿骨也是既有骨密质也有骨松质。骨密质分布在骨的表面，由坚硬致密的物质组成。它围成的中央骨髓腔里充满黄色的骨髓。骨髓是一种软组织，见于大腿骨等长骨的骨髓腔。骨松质在骨的两端，里面含有红骨髓。血细胞就是在红骨髓里形成的。整个骨的表面还包裹着一层薄薄的骨膜，其中含有血管、神经以及成骨细胞。

骨的两端被一层软骨包裹。软骨覆盖骨的关节部位。关节就是两块或者多块骨头汇聚的地方。软骨呈白色，很光滑，可以使骨在运动时不会发生摩擦。

动手动脑

所需材料

- 卷尺
- 铅笔
- 纸
- 计算器

注意：这个实验让身高已经基本定型的几位成年人来参与，效果会更好。

5

脚长与身高有关吗

如 果有人问英国人有多高，他或许会回答说有几英尺。英尺与脚在英语中是同一个词"foot"。难道身高与脚长有什么关系吗？通过下面这个实验来了解脚长与身高的关系吧。

1 用卷尺测量每位参与者的身高，单位为厘米。把测量对象的姓名和高度记录到纸上。

2 接下来，仔细测量每位参与者左脚的长度，单位为厘米。把这些信息写在相应的名字和高度旁边。

3 在计算器上用左脚的长度除以身高。例如，一个人的高度是 160 厘米，左脚长 24 厘米，结果为 24 厘米 ÷ 160 厘米 = 15%。这意味着脚的长度大约是身高的 15%。

4 比较一下实验中每位参与者的测量结果和计算结果如何。

其乐无穷

你双手侧平举，手臂尽量伸直。请一位助手测量你两手中指指尖之间的距离。把这个距离与你的高度进行比较。多测量几个人，你发现了什么？再试试身体的其他部位，比较它们的长度与身高的关系。例如，你能根据一个人手臂或者食指的长度来判断他／她的身高吗？

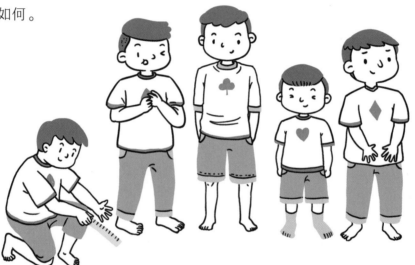

原来如此

每个人的脚的长度大约是其身高的 15%。如果科学家只能凭借脚骨来鉴定一个人，他们就可以利用这个方法来判断出这个人的大致身高。

96

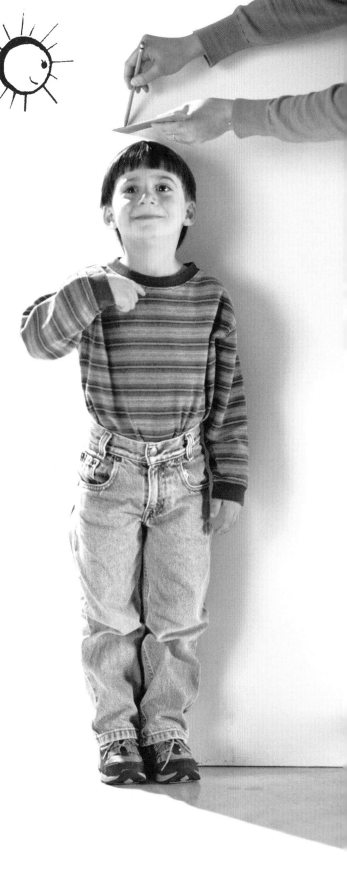

骨骼的生长速度稳定，并且通常按照彼此相对固定的比例生长。成人身上一块骨与另一块骨的比例基本上是恒定的。例如，在本次实验中，你测量出来的脚的长度就大约是你身高的15%。当然，这只是一个平均值。一个人的脚比这个平均值稍微大一点或者小一点也很正常。一个人在生长阶段不太可能出现某些骨骼的生长速度比其他骨骼更快的现象，例如，一个人的脚先长得很长，过了几年之后才开始迅速长高。

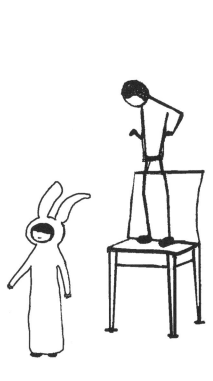

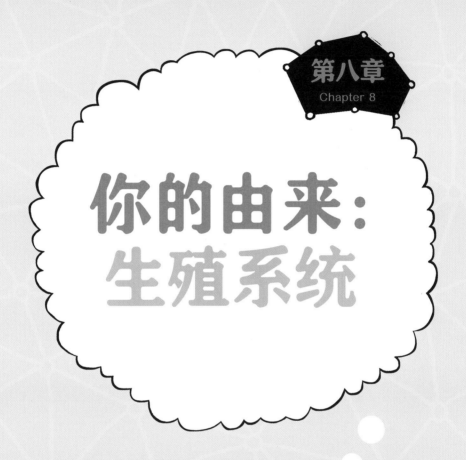

第八章
Chapter 8

你的由来：
生殖系统

你是否曾经一眼就辨认出你从未见过面的堂兄或表妹？这种事情有可能出现，因为你们有着某些共有的家族特征。类似于高颧骨或尖鼻子等生理特征都可以在同一家族的许多成员中找到，它们都是遗传学的一部分。简单说，父母把某些特征传给孩子就是遗传。

你的生物特征受基因控制。基因构成染色体，而染色体则赋予个体特有的特征。染色体见于你身体每一个细胞的细胞核。因为你的染色体一半来自父亲，一半来自母亲，你父母双方基因的共同作用就形成了你的特征。尽管你含有父亲和母亲的基因信息，但你的基因和特征却是独一无二的。

生殖系统使人类能够繁衍生存。人的繁殖需要来自父母的生殖细胞彼此融合，形成新的基因组合。你将在本章学到更多遗传学的知识，以及是什么使你如此与众不同。

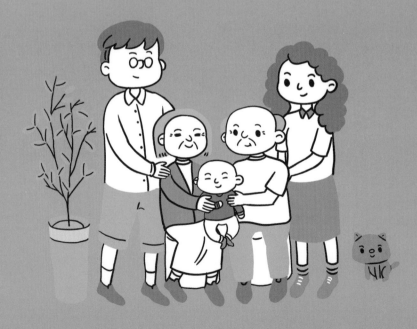

动手动脑

所需材料

- 不同颜色的橡皮泥
- 小刀

1
我从哪里来

你可能注意到你的某些特征像母亲，而有些特征又像父亲。这到底是为什么呢？通过下面这个实验来了解你是如何形成的。

1 将 2 种颜色的橡皮泥分别做成玻璃弹珠大小的球体。

2 用小刀把 2 个球分别切成完全相同的两半。

3 把一个橡皮泥半球揉成一个小球，放在一边。

4 取一个另外颜色的橡皮泥半球，把它压扁，然后用这块橡皮泥去完全包裹住那个小球。观察这个新的球体。

5 把剩下两种颜色不同的半球混合在一起，揉捏一分钟。

6 把混合好的橡皮泥搓成一个球，观察这个球体。

①

②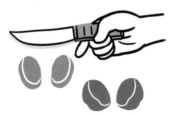

③

④

你开始有两个橡皮泥球，每个球一种颜色。用这两个球你制造出了另外两个球，每个球含有两种颜色。在新制造的两个球中，一个球虽然含有两种颜色，但是你只能看到一种颜色。而另一个球你可以看到两种颜色混合在一起。

这个实验其实就简单形象地演示了你是如何形成的。正如用原先的橡皮泥球做成的新橡皮泥球一样，你的一半基因信息来自精子（你父亲的男性生殖细胞），而另一半则来自卵子（你母亲的女性生殖细胞）。当卵子和精子通过授精过程融合在一起，就形成了一个特殊的细胞，称为受精卵。受精卵分别从父母双方获得形成一个新的个体所需的一半信息。受精卵经过多次分裂，利用这些信息最终形成一个新的生命。

你的生物特征受来自你父母双方基因的控制。有时候，来自父亲或者母亲一方的某个基因会成为显性基因，即会成为你特征中更明显的那一部分，同时来自另一方的同一基因就是隐性基因，甚至根本不表现出特征。在某些情况下，显性基因会彻底掩盖隐性基因，只有显性基因的特征得到表现，就像第一个组合橡皮泥球一样。而在其他情况下，来自父母双方的基因会混合在一起，结果就像第二个组合橡皮泥球一样，你的某些特征像父亲而有些特征则像母亲。

其实有10万多个基因来共同决定你的特征。因为来自你父母的基因有无数种组合方式，你的外貌可能与你的兄弟姐妹相似，但即便是一家人，你们每个人也都是独一无二的。

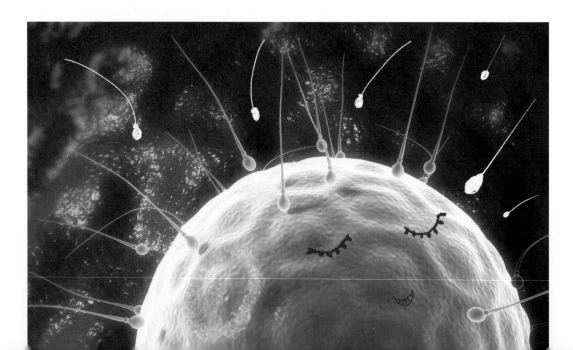

2

染色体

你的基因信息与狗、兔或者大白菜的基因信息有何差异？人类与这些动植物的区别之一在于我们的染色体数量与它们不同，而且染色体负载的信息也不一样。在这个实验中，你将研究染色体以及它们传递信息的方式。

所需材料

- 剪刀
- 直尺
- 红毛线
- 蓝毛线
- 纸
- 2 枚回形针
- 铅笔

1 剪一段长约 10 厘米的红毛线，再剪一段同样长度的蓝毛线。这两段毛线代表两个染色体。

2 把纸平放在桌上，2 段毛线放在纸的中间位置。观察毛线和纸张。纸代表一个细胞，毛线代表细胞里的染色体。

3 再剪一段等长的红毛线，把它放在第一段红毛线的旁边，然后用回形针在它们的中心位置附近把 2 段红毛线交叉别在一起。蓝毛线也如法炮制。

4 把连接好的毛线段移动到纸的中央，并且使红、蓝毛线段的末端相对。

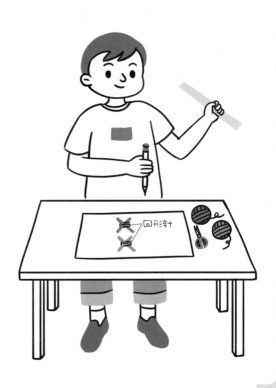

5 去掉夹 2 段毛线的别针，把每种颜色中的一段毛线放到纸的两端。

6 沿纸的中央画一根竖线。纸的每一半与步骤 2 的纸有何区别？

原来如此

在这个活动的最后，每一半纸上的情形看起来与步骤 2 结束时的纸与线相似。这个实验解释了细胞是如何自我复制，并产生新的生物体的。一个细胞复制后，每个新的细胞与原细胞一模一样，包括染色体。

人体细胞含有 46 条 (23 对) 染色体。染色体由 DNA 组成。DNA 是一种非常特殊的化学物质，因为它是已知的唯一能自我复制的化学物质。细胞分裂时，开始复制其染色体，所有染色体成对排列，集中到细胞的中央。然后细胞把每对染色体中的一条染色体拉向细胞的两端，形成一个分界线，最后这个细胞分裂成两个完全相同的细胞。

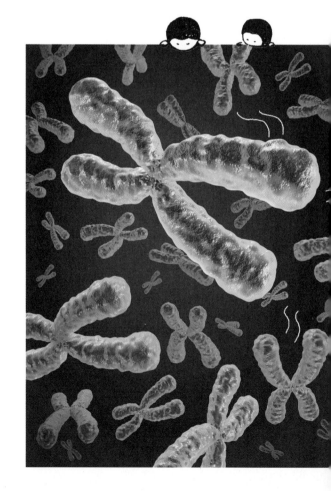

3

DNA=独一无二

所有的染色体都是由DNA组成的。DNA是每个细胞的细胞核里的一种化学物质，含有编码的基因信息。这些编码信息仅靠4个符号就决定了你头发的颜色，皮肤的颜色，高度以及其他超过10万个特征。这么少的符号又是如何创造出超过10万个不同的编码信息的呢？让我们通过下面的实验来找出答案。

所需材料

- 铅笔
- 纸

1 把下面的编码信息写到纸上：

A G T A C G G G G
T C G G A C G A T
A C T C A G A C G

2 每隔三个字母画一道竖线，把这些字母分成9组。

其乐无穷

用这些由个三字母组成的序列来拼写其他的词组。

3 用下面的密码翻译每组字母序列：

ACT = A	ATC = T	GGG = O
CAG = I	AGT = B	TCA = D
TCG = W	GAC = N	AAA = C
CCC = P	TTC = X	GAT = H
ACG = R	AAA = S	CAT = E

步骤1的编码信息翻译过来就是BROWN HAIR（棕色头发）。

这个实验模拟了DNA编码信息的方式。DNA用一系列被称为核酸的化学物质来生成基因。这些化学物质的顺序就像密码一样决定了你的特征。只有4种核酸：腺嘌呤（A）、鸟嘌呤（G）、胸腺嘧啶（T）和胞嘧啶（C）。每条染色体都含有这4种用字母表示的核酸的很长的序列。DNA链上的3个连续字母形成一个密码子，即一个代表不同化学物质的编码。在我们的模拟试验中，它们代表一个字母。这些密码子代表的化学物质连接在一起形成一个基因或者一个特征。我们实验中的模拟信息就决定了棕色头发这个特征。

DNA分子的形状十分特殊，这种特殊的结构是由科学家詹姆斯·沃森和弗朗西斯·克里克发现的。人们通常把DNA描述为双螺旋，它很像被扭转的楼梯，核酸就是楼梯的横档或台阶。

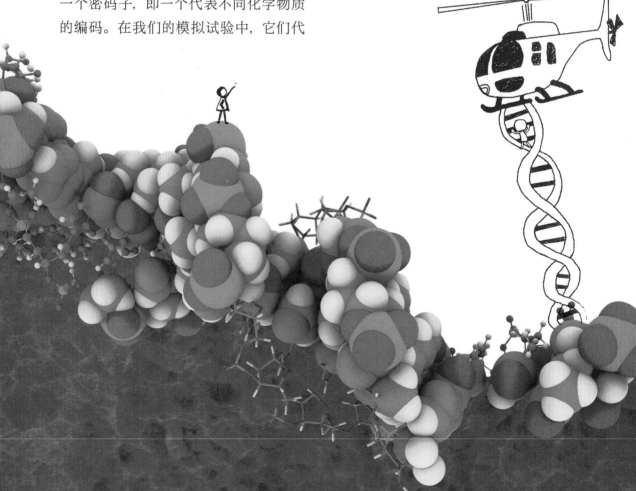

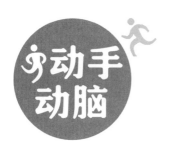

4 这就是我

人类所有的个体都相似，但又没有两个完全一模一样的人。下面这个实验会让你了解一些使个体与众不同的特征。

所需材料

◉ 铅笔
◉ 纸

注意：你需要父母配合完成实验。

1 按照下面的清单列出你的特征表，在每一项特征上写出相应的字母：D 代表显性特征，R 代表隐性特征。

头发——深色（D）还是浅色（R）

眼睛——黑色、淡褐色、绿色（D）还是蓝色或灰色（R）

鼻子——上翘（D）还是下弯（R）

酒窝——有（D）还是没有（R）

手指中间关节上的毛发——有（D）还是没有（R）

雀斑——有（D）还是没有（R）

耳垂——游离（D）还是附着（R）

手——右利手（D）还是左利手（R）

2 如果可能，给你父亲和母亲也分别做一份这样的列表。把他们的列表与你的进行比较。你从父亲还是母亲那里继承的特征更多？你继承的显性特征多还是隐性特征多？

其乐无穷

除了上面所列的特征以外，还有其他一些独特的特征也可以遗传。例如，你能把舌头卷成一根长管吗？你拍手的时候，左手拇指在上还是右手拇指在上？你能弯曲指头最上面一个关节同时保持手指其他关节不弯曲吗？

107

特征	父亲	母亲	我	总结
头发				
眼睛				
鼻子				
酒窝				
雀斑				
手指中间关节上的毛发				
耳垂				
手				

原来如此

每个人都从父母那里继承了不同的特征。这些特征就是染色体上基因携带的指令。每个特征来自两个基因，一个来自父亲，一个来自母亲。某些特征是显性的，而某些特征又是隐性的。一个显性的特征就是当两个特征共存时能够表现出来的那个特征，而隐性特征则表现不出来。例如，如果你父亲耳垂游离，这是一个显性特征，而你母亲的耳垂附着，这是一个隐性特征，那么你耳垂游离的概率就很高。

因为每个特征至少由两个基因决定，因此有时不好判断一个人到底携带的是两个显性基因还是一个显性基因和一个隐性基因，因为这两种情况都表现出显性特征。

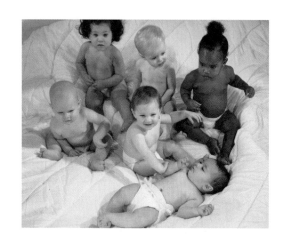

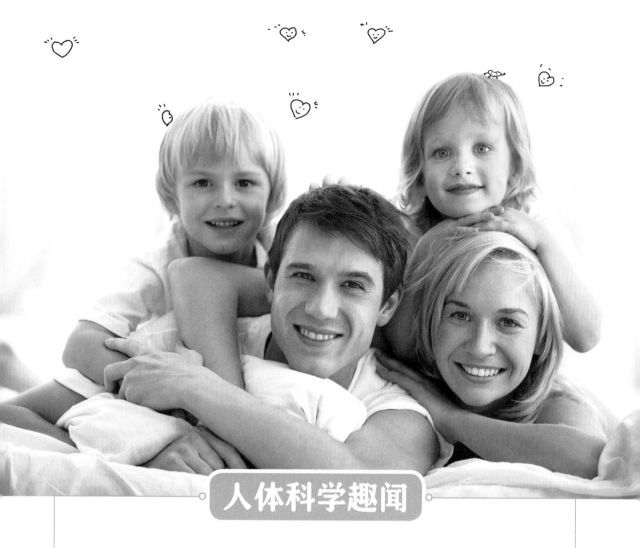

人体科学趣闻

·现代遗传学之父·

　　最早对遗传学进行科学研究的人是奥地利一位名叫格雷戈尔·孟德尔（1822-1884）的神父。孟德尔用豌豆进行研究，考察它们开出的花的颜色、种子的形状和颜色、豆荚的形状及颜色、开花的位置，还有茎的长度等。通过研究豌豆代代相传的特征，孟德尔提出的遗传单位是遗传因子的论点，并揭示出遗传学的两个基本规律：分离规律和自由组合规律，为遗传学知识奠定了基础。

第九章
Chapter 9

防水罩：
皮肤系统

人与其他所有哺乳动物有几个共同特征：他们都是温血动物并且皮肤上面都有毛发。人的皮肤上有汗腺。汗腺是深埋在皮肤里制造汗液的卷曲状腺体。毛发和汗腺能够帮助哺乳动物控制体温。此外，皮肤还有很多其他功能。

皮肤是防止病菌和感染入侵的一道天然屏障。它能保护肌体免受磨损；它能使你免受来自太阳的紫外线的伤害；它具有防水功能，防止外面的水进入身体，同时也阻止体内的液体流出体外；它通过出汗和打寒战帮助身体维持恒定的体温；它含有神经系统的触觉感受器。

本章设计的实验将使你对你的皮肤有更多的了解。

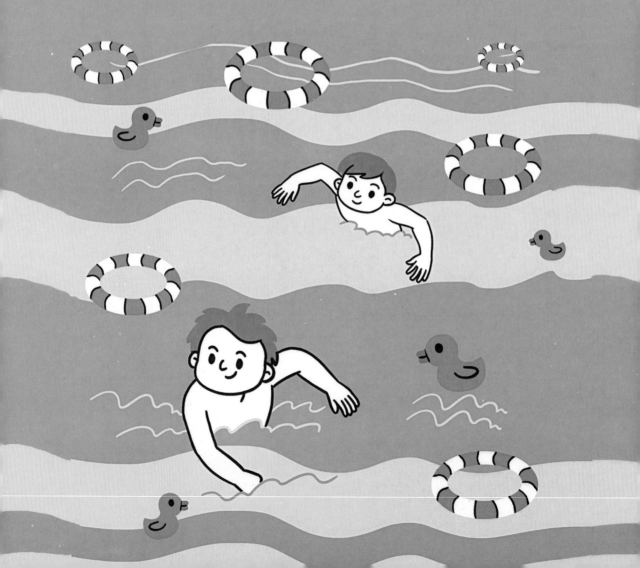

1 人体 "天然空调"

皮 肤的一项重要功能就是帮助身体维持稳定的温度，这主要靠皮肤里的汗腺来实现。通过下面的实验我们来了解汗腺的作用机制。

所需材料

● 水

1 用嘴对着你的前臂内侧吹气，那里的皮肤有什么感觉。

2 在你的前臂内侧滴几滴水，然后把这几滴水滴汇成一个小圆圈。

3 对着这个小圆圈吹气。这次皮肤的感觉与上次有什么不同吗？

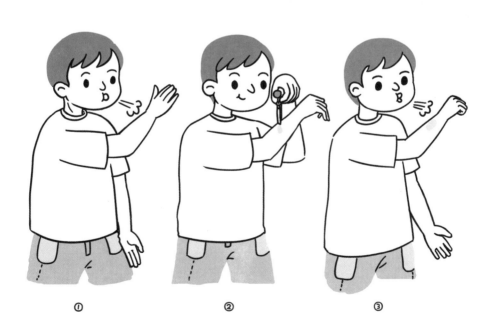

① ② ③

对着湿的手臂吹气，你会感觉那里的皮肤比干的时候吹气似乎更凉爽。身体控制温度的途径之一就是排汗。汗是由深埋在皮肤里的弧形的汗腺产生的一种带咸味的液体。汗液通过细小的毛孔慢慢渗出皮肤表面。皮肤表面的汗液经过蒸发变干。汗液在蒸发过程中带走皮肤的热量，于是排汗区域就会感觉非常凉爽。皮肤通过排汗可以把体温降下来。人体有超过300万个汗腺。即便是在凉爽的天气，一个人也会排出大约300毫升的汗液。热天排出的汗液每天可以高达2升。

2

我被烫出"水疱"了

想 象一下：你不经意间触摸到炉子上的热锅，赶快把手缩回来，但还是迟了。你的手已经烫着了，开始出现水疱。在下面这个实验中，你无需忍受被烫的痛苦也能了解有关水疱的知识。

所需材料

- 红色的食用色素
- 茶匙（约5毫升）
- 凡士林
- 盘子
- 黄色的食用色素
- 牙签
- 餐巾纸

1 在手背上滴少量红色食用色素，把它涂抹成硬币大小的一块。

2 在盘子上放上一茶匙（5毫升）的凡士林。

3 然后在凡士林中加入少量黄色的食用色素并用牙签搅拌均匀。

4 把这个黄色的混合物放到手背的红色斑块上，做成圆形，刚好盖住红色斑块。

5 撕一小片餐巾纸，刚好比手上的黄色斑块大一点，盖在黄色斑块上，然后轻轻地压进混合物，使餐巾纸与混合物粘在一起。

6 再用一层凡士林光滑地覆盖在餐巾纸上，使纸变得透明。

7 在完成人工水疱后，看看你的假水疱能骗过几个人？最后请他们帮你把水疱"揭掉"。

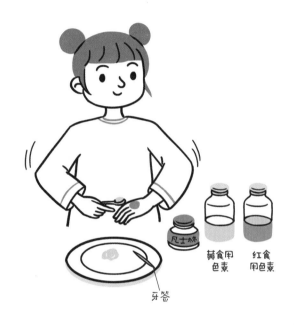

凡士林

黄食用色素　红食用色素

牙签

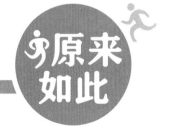

原来如此

在这个实验中，你制作了一个假的水疱。如果你的皮肤接触到热锅等很烫的东西，或者长时间待在烈日下，皮肤会受到伤害，通常会有水疱出现。在这个实验中，凡士林就像水疱中的液体，而餐巾纸就像外层的皮肤。

115

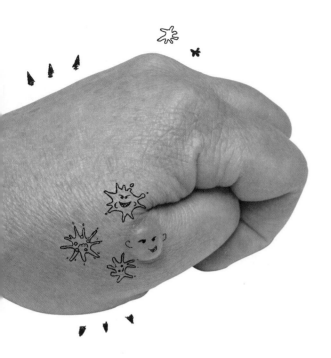

水疱是一块隆起的皮肤，里面包裹着水样物质。水疱通常由热、霜冻或者摩擦引起。外层的皮肤也称之为表皮，覆盖在内层的真皮上。真皮含有血管、汗腺、发根以及新生皮肤细胞。当皮肤细胞因为受热而遭到破坏，例如，触摸到热锅时，液体就流进这个区域试图降低这里的温度。随着液体的不断聚集，表皮开始隆起。里面的液体主要是血浆，即血液的液体部分。水疱将一直持续到身体修复受损的皮肤为止，然后水疱变干，自己脱落。

3

毛发的秘密

毛发是使我们与众不同的另一个特征。在显微镜下仔细观察，毛发可以透露个体的许多信息，诸如年龄、性别以及种族等。下面这个实验会让我们对毛发有更多的了解。

动手动脑

所需材料

- 毛发
- 透明胶带
- 白纸
- 记号笔
- 放大镜或显微镜
- 铅笔

1 从几个人那里获得几根头发丝。你可以从梳子上找，也可以在获得允许的情况下，剪或者拔几根头发。如果可能，再找一些动物的毛发。

2 用透明胶带把来自不同对象的毛发分别粘贴到不同的白纸上。用记号笔标注毛发的主人以及获取的方式。

3 用放大镜（或显微镜）观察每根毛发，并记录你的观察结果。

其乐无穷

请助手从上述提供头发标本的几个人中选一位再获取一根头发，通过白纸上的样本和放大镜或者显微镜，你能否判断出这根头发来自其中哪一位？

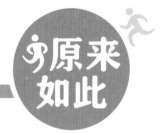
原来如此

你应该能发现不同人之间以及人与动物之间的毛发存在某些差异，包括颜色、厚度、长度等等。

人体大约有500万根毛发，其中约10万根在头部。毛发从皮肤深处凹陷的毛囊长出。发根的细胞不断分裂，推动毛发长长，冒出毛囊。你能看到的毛发其实是由已经死亡的细胞组成，里面含有角蛋白以及黑色素。毛发的黑色素越多，颜色也就越深。

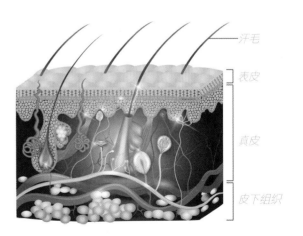

汗毛

表皮

真皮

皮下组织

毛发检测的第一步就是看它是否是人的毛发。通过与已知的人体毛发样本进行比较就能得出结论。第二步就是观察毛发的特征，例如，长度、直径、颜色，包括颜色的分布（毛发可能出现一端的颜色稍浅），以及任何染发或者造型的痕迹。

从头皮上拔下的毛发与剪下或自然脱落的毛发不同，通常在发根处（毛发变大的部位，通常位于皮肤之下）有组织粘着。

人体毛发每周生长约 2 毫米。毛发生长 2 到 3 年之后停止生长，开始脱落。毛囊休息大约 3 个月之后，会重新长出新的毛发。人体每天平均要掉 70 根毛发。

4

独一无二的指纹

动手动脑

你 指尖的皮肤覆盖着细微的突起的纹线。正是这些纹线使你在你手指接触过的物体表面留下指纹。你的指纹是独一无二的。世界上没有哪两个人有完全相同的指纹，即使是双胞胎也不例外。了解指纹的第一步就是观察你自己的指纹。

所需材料
- 放大镜
- 铅笔
- 2 张白纸
- 透明胶带
- 记号笔

注意：你需要一名助手。

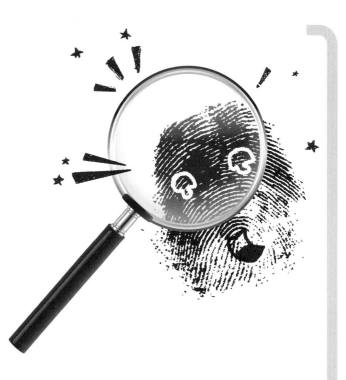

1 透过放大镜观察指尖突起的纹线。

2 在一张白纸上前后摩擦铅笔尖，使纸上留下一小块黑色的铅笔末。

3 一次在铅笔末里按一个指头（你可能需要每次重新摩擦铅笔尖以获得足够的铅笔末），直到双手所有的手指都按过铅笔末。

4 请助手将透明胶带有黏性的一边贴在每根沾有铅笔末的手指上。

5 把所有的胶带首尾连接粘成一串，粘在另一张干净的白纸上。

6 用记号笔标清楚每一段胶带上的指纹印分别来自哪只手和哪根手指。

其乐无穷

如法炮制，为几个助手分别建立一套完整的指纹。每套指纹分别用一张白纸，注明每个指纹的主人以及对应的手指。然后，请每位助手在另外一张纸上做一个指纹，不要做标记。随机选择一个没有标签的指纹，借助你带标签的几套指纹，判断这个指纹来自哪位助手。如何才能使这个任务变得更简单呢？

人的手掌以及脚底的皮肤上覆盖着一层细微的突起的纹线，称为摩擦嵴。它们使人们更容易抓取或者操作物体。每个人手脚上的摩擦嵴图案都是独一无二的。对个体而言，每个手指或者脚趾上的纹路与其他手指或脚趾上的又不一样。

指纹是这些摩擦嵴在物体表面留下的图形。之所以会留下指纹，是因为人手脚上的腺体会分泌液体，主要是汗液和油脂。这些液体会在你触摸过的几乎所有的物体上留下你指纹的印迹。

由于指纹是每个人独有的标记，近几百年来，罪犯在犯罪现场留下的指纹，均成为警方追捕疑犯的重要线索。现今鉴别指纹的方法已经电脑化，使鉴别程序更快更准。你可别小看指纹，它的用途可大啦！指纹由皮肤上许多小颗粒排列组成，这些小颗粒感觉非常敏锐，只要用手触摸物体，就会立即把感觉到的冷、热、软、硬等各种"情报"通报给大脑这个司令部，然后，大脑根据这些"情报"发号施令，指挥动作。指纹还具有增强皮肤摩擦的作用，使手指能紧紧地握住东西，不易滑掉。我们平时画图、写字、拿工具、做手工，之所以能够那么得心应手，运用自如，这里面就有指纹的功劳。据史书记载，远在3000年前的西周，中国人已利用指纹来签文书、立契约了。目前很多商家也都利用指纹独一无二的特性，研制出一些高科技的设备，比如：指纹锁、指纹门禁、指纹考勤机、指纹保险柜以及网络指纹登录技术等。

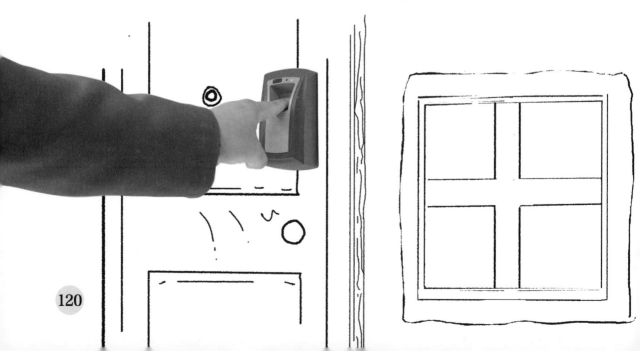

动手动脑

所需材料

- 半杯（125 毫升）水
- 锅
- 4 块无味明胶
- 计时器
- 1 升的罐子（带盖）
- 运动鞋
- 棉签
- 橡胶手套

注意：你需要一名成人助手。

5

脚丫为什么会臭

人的身体携带着许多微生物，它们小得只能用显微镜才能看清楚。这些微生物承担着许多不同的任务。通过下面这个实验，我们来发现一些微生物，看看它们通常都生活在什么地方。

1 请成人助手往锅里倒半杯水，待水烧开后，把准备好的明胶倒入水中，使其溶解到沸水里。

2 待明胶完全溶解后关火，让明胶冷却大约 5 分钟，直到明胶凝固成可以用手碰，但又还没有变硬的程度。

3 把凉下来的明胶倒进罐子。

4 把罐子拿到垃圾桶上，然后横放罐子，让多余的明胶流出去。

5 保持罐子横卧，静置 4 小时。

6 穿上网球鞋，但不要穿袜子，出去运动一下。

7 回来后脱掉鞋子，取一根棉签，在所有脚趾间摩擦。

8 然后把棉签伸进罐子，小心地刷明胶的表面，刷出波浪线。

9 将罐子盖紧，横放于温暖但光线较暗的地方。

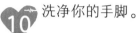 洗净你的手脚。

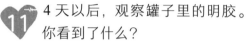 4 天以后，观察罐子里的明胶。你看到了什么？

警告: 不要直接接触明胶，因为上面有许多致病的微生物! 罐子静置时间不要超过 4 天，以免微生物过度繁殖。实验完成后，戴上橡胶手套，往罐里注入热水，浸泡 5 分钟，然后清洗罐子。明胶会溶解，可通过水槽冲洗下去。最后别忘了把手洗干净。

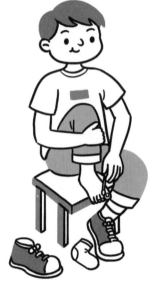

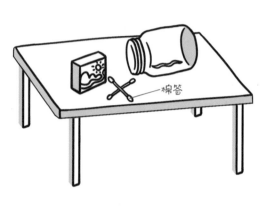

棉签

原来如此

明胶罐在几天之后出现了一些沟槽，因为那里的明胶已经被微生物吃掉了。

这些微生物到底是从哪里来的呢？它们来自你运动后发臭的脚吗? 不是。

臭脚的罪魁祸首不是你的脚，而是你的鞋。与身体的其他部位一样，脚也会出汗。此外，脚上还有死亡的皮肤细胞脱落。细菌和真菌等微生物特别喜欢你鞋里这种黑暗、温暖又潮湿的环境，这里是它们生长繁殖的绝佳场所。实验中的罐子就处于类似的环境中，罐里的明胶提供了微生物所需的食物以及繁殖的空间。而它们产生的废物使网球鞋发出难闻的气味。

微生物出现在你身上以及周围的每个地方：皮肤、睫毛、尘土、鞋底等。

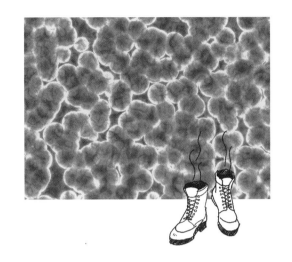

人体科学趣闻

法医专家将犯罪现场留下的鞋子里的微生物与已知微生物以及嫌疑犯身上的微生物进行比较，如果这些微生物吻合，就可以断定嫌疑犯在犯罪现场出现过。

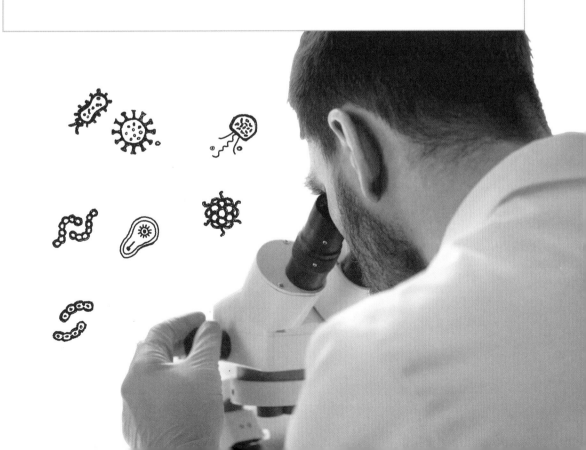

一套激发孩子无限创造力的儿童实践科普书

科学有意思 想到想不到的知识

想要成为一名优秀的侦探或航天员，敏锐的观察力、严密的逻辑思维、迅速的反应能力，都缺一不可。但除此之外，丰富的科学知识同样不可或缺哦。

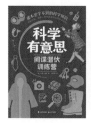 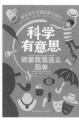 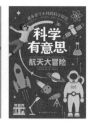

科学有意思 熟悉又陌生的人体

科学无处不在，即便是我们最为熟悉的身体，也隐藏了无数让你意想不到的秘密。你真的了解你的身体吗？一起来看看吧。

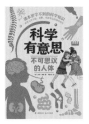 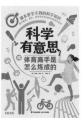 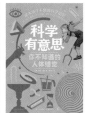

科学有意思 看见看不见的科学

从原始的部落，到现在的高楼林立，科技的发展离不开科学的助力。变幻多端的魔法背后也蕴含着丰富的科学知识。

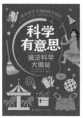 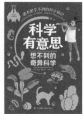 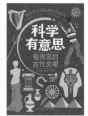

科学有意思 无处不在的发明

多留心你身边的事物，你会有很多意想不到的发现。让你大声尖叫的过山车、让你目不转睛的电影，它们的灵感都源于生活。多观察、多思考，也许，你就是下一个发明家。

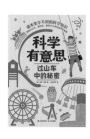 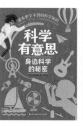 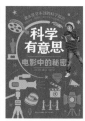